FrauSein trotz Krebs

Urte Skorzinski

FrauSein trotz Krebs

Wie bin ich in meinem Körper nach schwerer
Erkrankung, Operation, Chemotherapie?
Wie berührt es mein Frausein und meine Sexualität?

Ein Buch für (krebs-)erkrankte Frauen und ihre Partner

Bibliographische Information der Deutschen Bibliothek:
Die Deutsche Bibliothek verzeichnet diese Publikation in der
Deutschen Nationalbibliographie; detaillierte bibliographische Daten
sind im Internet über http://dnb.ddb.de abrufbar.

© 2006 Urte Skorzinski, 2. überarbeitete Auflage 2008
Umschlagsbild: „Weiblicher Akt in Blau", von Reinhold Moch
Abbildungen im Buch von Monika Kuner
Herstellung und Verlag: Books on Demand GmbH, Norderstedt
ISBN 978-3-8334-4278-0

Inhalt

Warum schreibe ich dieses Buch und für wen?

Als ich das Studium der Humanmedizin mit Anfang 20 begann, wollte ich lieber ein männliches Wesen sein. Dies entsprach mehr meinem Temperament, meinem Streben nach Unabhängigkeit und Freiheit. Als Frau fühlte ich mich mit Einschränkungen konfrontiert und dem Zwang, mein nicht rollenkonformes Verhalten rechtfertigen zu müssen. Der nüchterne Blick im Studium in die menschliche Anatomie half mir zu verstehen, wie ich als Frau funktioniere, frei von Bewertungen und tradierten Gefühlen wie Ekel, Scham oder Minderwertigkeit. Gleichzeitig lernte ich damals meinen jetzigen Mann kennen, was mich lehrte mein Frausein zu leben und anzunehmen. Doch blieb weiterhin ein Thema für mich: Was legt unser Frausein, oder das Mannsein, wirklich fest, und was ist alles anerzogenes (Rollen-)Verhalten?

Als unsere Tochter in unser Familienleben trat, hielt ich an meiner Vollberufstätigkeit fest, mein Mann nahm Erziehungsurlaub. Erst nach einiger Zeit reduzierte ich meine Berufstätigkeit, um mich mehr auf meine Mutterrolle einzulassen. Auch unsere Tochter hat mich viel über das Frausein gelehrt.

Ein weiteres wichtiges Thema war für mich die Sexualität. Da mich das Wissen unseres Kulturkreises unbefriedigt ließ, suchte ich mein Verständnis der Sexualität, der Körpersprache der Lust, zu erweitern, indem ich mich intensiv mit Wissen, Ansichten und Erfahrungen anderer Kulturen, besonders der indianischen, beschäftigte. Daraus wuchs für mich ein noch tieferes Verständnis von dem, was Frausein und Mannsein bedeutet und welche Kraft sich daraus entfaltet, wenn wir uns in gegenseitiger Wertschätzung und im Wissen um unsere Verschiedenheit berühren und in der Körpersprache der Lust zusammenfinden.

Viele Bereiche der Sexualität sind in unserer Kultur tabuisiert oder mit Scham behaftet. Unsere Worte machen es deutlich: Schamhügel, Schamhaare und Ähnliches. Das Tabu scheint wie ein verdeckender Schleier über unserem Genitalbereich zu liegen, der verhindert, dass wir auf natürliche Weise hinschauen und ungezwungen damit umgehen. Unsere Sprache ist entweder medizinisch nüchtern oder grob und abstoßend, also eine Sprache, die uns sehr distanziert mit diesem Thema umgehen lässt. Hat Sexualität irgendetwas mit Gefühlen zu tun? Berührt sie uns in irgendeiner Weise? Nein, wir sind nüchtern und distanziert. Um den Zugang zu unserer Körpersprache der Lust, zu unserer Sexualität, und damit auch zu unseren Gefühlen zu öffnen, habe ich in diesem Buch immer wieder eine sehr bildhafte, vielleicht auch blumige Sprache benutzt. Dies mag anfangs einige Leser/innen befremden. Ich möchte uns allen damit Mut machen, neue Worte, neue Bilder zu erfinden. Bilder und Worte, die das zum Ausdruck bringen, was wir in der Körpersprache der Lust erleben und empfinden.

Umbrüche und Grenzsituationen kennzeichnen den Schwerpunkt meiner Arbeit als Ärztin. Schon jede kleine Krankheit, jede Grippe empfinden wir als unerwünschte Störung in unserer Alltagsplanung. Wie viel mehr an Veränderung bringen dann größere Krankheiten mit sich. Krankheiten zu meistern, gewachsener und gereifter aus ihnen hervorzugehen, und dadurch wieder heil und ganz zu sein, ist mein Wunsch und meine Absicht.

Ich selbst verstehe mich als Schulmedizinerin mit einer ganzheitlichen Sichtweise. Ich versuche, das schulmedizinische Wissen einzubetten und zu verweben mit den Auswirkungen und Bedeutungen, die eine Krankheit für die verschiedenen Aspekte unseres Menschseins hat: Was bedeutet Kranksein für uns körperlich? Was durchleben wir dabei gefühlsmäßig? Welche Gedanken und Fragen tauchen auf? Welche Bedeutung geben wir dem Ganzen? Wie berührt es unsere Sexualität?

Mehrfach bin ich aufgefordert worden, gerade auch von Menschen, die sich mehr von den „alternativen Heilmethoden" angezogen fühlen, den „schulmedizinischen Teil" von der „ganzheitlichen Sichtweise" zu trennen. Dieser Weg der Trennung erscheint mir typisch für unsere europäische Kultur. Wir trennen Teile aus dem Ganzen und betrachten immer kleinere Aspekte davon. Viele wissenschaftliche Entdeckungen sind gerade aus dieser Vorgehensweise erwachsen.

Doch wichtig erscheint mir, durch Betrachtung und Verknüpfung aller Aspekte des Menschseins zu erkennen, was Krankheit für das ganze System „Mensch" bedeutet. Wenn ich nur den Körper betrachte, vernachlässige ich andere Aspekte des Menschseins, die in einer solchen Krankheit eine ebenso große Rolle spielen. Alles steht miteinander in Wechselbeziehung. Körper, Geist und Seele beeinflussen sich gegenseitig, ergeben ein Ganzes und machen unser Menschsein aus.

Daher möchte ich die körperliche, meist schulmedizinische Sichtweise von der anderen, „ganzheitlichen" Sichtweise nicht trennen, sondern beide miteinander verweben. Dieses Verweben erfolgt nicht immer harmonisch und lässt auch Sprünge auftreten. Es ist ein Prozess, ein Werden, zu dem ich uns alle einladen möchte.

Das Fundament für dieses Buch entstand direkt nach meiner Operation an einem gutartigen Eierstockstumor. Nachdem ich aus der Narkose aufwachte, lag ich 36 Stunden wach, konnte nicht schlafen und entwickelte Konzepte für Vorträge an Schulen und für die Allgemeinheit über „Die Schönheit des weiblichen und männlichen Körpers und die Kraft der Sexualität". Das war die Basis, doch Wachstum und Reifung entstanden erst im Gespräch mit meinen Zuhörerinnen und Zuhörern. So besteht jeder Vortragabend, den ich veranstalte, aus zwei Teilen: Die Grundlage ist mein Vortrag, der zweite wichtige Teil ist das dann folgende Gespräch. Fragen und Antworten, einfließende Erfahrungen von anderen ergeben ein großes Ganzes. Jede Frage gebiert neue Antworten. Tieferes Nachfragen führt zu tieferem Verständnis. Es gibt nicht einen Wissenden, den Experten vorne, und viele Unwissende. Wir alle haben Erfahrungen mit unserer Sexualität, haben Erfahrungen mit Grenzsituationen und Herausforderungen. Indem wir alle unsere Erfahrungen einbringen, uns nicht zurückhalten, können wir alle dazulernen. Und so empfinde ich tiefe Dankbarkeit gegenüber meinen Patientinnen und Zuhörerinnen.

In meinen Vorträgen wurde ich wiederholt darum gebeten, das dort Erzählte niederzuschreiben und zu veröffentlichen. Das möchte ich nun mit diesem Buch verwirklichen. An dieser Stelle danke ich allen, die mit ihrem Wissen, ihren Gaben und ihren Fähigkeiten, ihren Erfahrungen, Fragen und Antworten zur Verwirklichung dieses Buches beigetragen haben. Möge es eine

Orientierungshilfe für krebserkrankte Frauen und ihre Partner sein. Ganz besonderer Dank gilt auch den Menschen, die mich mit dem „Indianischen Wissen" (1) vertraut gemacht und mich Wichtiges gelehrt haben.

Aus dem „Indianischen" (1) habe ich gelernt: Glaube nicht einfach, was du hörst, oder was andere dir erzählen – prüfe es eingehend. Und erst wenn deine Prüfung ergibt, dass es für dich funktioniert, erst dann nimm es an. In diesem Sinne möchte ich auch Sie beim Lesen dieses Buches auffordern: Glauben Sie nicht, prüfen Sie bitte das Geschriebene, ob es für Sie funktioniert, für Sie Bedeutung hat. Wenn es für Sie funktioniert, wunderbar, so fangen Sie etwas damit an, machen Sie etwas Eigenes daraus, entwickeln Sie es für sich weiter. Funktioniert etwas nicht für Sie, so werfen Sie es bitte einfach in Ihren gedanklichen Mülleimer. Menschen sind verschieden, und es gilt nicht für alle das Gleiche.

Ein Hinweis noch: Ich habe versucht, Frauen in ihrer weiblichen Sprachform anzureden, also statt man auch „frau" verwendet, oder habe Männer und Frauen separat aufgezählt. Doch da, wo die Flüssigkeit des Lesens eingeschränkt wurde, habe ich mir erlaubt, die beiden Geschlechter in ihrer bei uns gebräuchlichen männlichen Formulierung zusammenzufassen. Ich hoffe, dass Äußerlichkeiten Sie nicht daran hindern, sich auf Inhalte einzulassen. In diesem Sinne, viel Freude beim Lesen.

Wie bin ich in meinem Körper nach schwerer Erkrankung, Operation oder Chemotherapie?

Verunsicherung im Körper

Viele von Ihnen haben vielleicht gerade erst eine schwere Krankheitszeit mit entsprechenden Eingriffen (Operation, eventuell eine Chemotherapie oder Bestrahlung) hinter sich. Die Welt wurde dadurch auf den Kopf gestellt, alles ist anders als zuvor. Es fängt damit an, dass wir in unserem Körper stark verunsichert sind. Jedes Zwicken und Zwacken, was wir früher gar nicht beachtet haben, versetzt uns nun in Angst und Schrecken. Wie können wir damit umgehen? Wie können wir lernen, uns in unserem Körper auch nach diesen dramatischen Veränderungen wieder wohl zu fühlen?

Früher haben wir vermutlich oft gar nichts bemerkt, kein Gespür gehabt für unseren Körper. Alles, was wir wollten, war: Unser Körper sollte funktionieren, er hatte uns zu dienen und zu gehorchen, mehr erwarteten wir nicht. Nun, mit Krankheit, einer Operation, Chemotherapie, hat sich unsere Welt verändert und auch unsere Beziehung zu unserem Körper. Nichts ist mehr so, wie es war. Unser Körper fühlt sich schwach an, wir können nicht mehr so planen wie früher, er ist nicht mehr verlässlich. Das verunsichert uns tief. Die Krankheit ist eine Bedrohung unserer Ganzheitlichkeit, unserer Verbundenheit mit unserem Körper. Wer sind wir, wenn unser Körper nicht mehr so funktioniert, wie wir es wünschen und erwarten? Wir sind konfrontiert mit Beschränkung und Tod. Doch die Krankheit kann auch ein Spiegel sein:

- Wie bin ich bisher mit meinem Körper umgegangen?
- Habe ich ihn geliebt, wie einen guten Freund behandelt, versorgt, gelobt?
- Oder habe ich ihn ausgenutzt, dienen lassen, alles aus ihm herausgeholt, nach dem Motto: Der Körper hat zu gehorchen und zu funktionieren?

11

Es gilt, diesen Körper als guten Freund zurück zu gewinnen und neu mit ihm umzugehen. Nicht wie mit einem stummen, verlässlichen, unbekannten Kollegen, sondern ihm Aufmerksamkeit zu schenken, hinzuhorchen und zu fragen, wie es ihm geht, was er braucht, was ihm gut tut, was ihn stärkt. Wir erkennen: Ohne diesen Körper können wir nicht sein, er ist unser Zuhause. Zerstören wir ihn, rauben wir ihm die Kraft, dann stirbt auch unser Ich. Aus dieser Erkenntnis kann eine völlig neue Art der Verbundenheit entstehen. Es geht darum, nicht etwas gegen den Körper zu tun, sondern mit ihm. Probieren Sie es aus. Es ist ein völlig anderes Gefühl, etwas im Einklang mit den Bedürfnissen seines Körpers zu tun, sich bewusst zu sein, wie es dem Körper geht, wie er sich anfühlt, was ihm gut tut. Zum Beispiel mit ihm den Berg besteigen, schauen, was er dabei braucht, wie er sich wohlfühlt, wie es ihm Spaß macht – statt den Berg und den Körper zu bezwingen und völlig k.o. oben anzukommen. Wenn Sie die Bergbesteigung im Einklang mit ihrem Körper machen, werden Sie feststellen: Schon der Weg ist das Ziel. Wie ich es tue, macht den Unterschied.

Mein Körper als Freund

Was macht meinem Körper und mir zusammen Spaß? Und auf welche Weise macht es mir Spaß? Liebe ich es, mich an der frischen Luft zu bewegen, zum Beispiel zu wandern und in der Bewegung meinen Körper zu spüren, oder genieße ich es, ruhig im Liegestuhl in der Sonne zu liegen, und spüre ich mich dabei vom Haaransatz bis zu den Zehenspitzen? Oder ist das alles gar nichts für mich, und ich genieße eher das Element Wasser, seine tragende und fließende Kraft? Liebe ich es, mich dieser hinzugeben? Wo und wie erleben mein Körper und ich zusammen Wohlgefühl? Wo und wie bin ich in meinem Element, fühle mich wohl und zu Hause? Dies sind entscheidende Fragen, die wir uns immer wieder stellen sollten. Gehen Sie doch einmal mit diesen Fragen im Hinterkopf auf Entdeckungsreise, und probieren Sie dabei Verschiedenes aus.

Und wenn Sie etwas Neues entdecken, zum Beispiel Rad fahren tut mir gut, empfehle ich Ihnen: Machen Sie daraus nicht gleich ein festes Programm nach dem Motto: Jetzt muss ich jeden Morgen Rad fahren. Prüfen Sie lieber immer wieder neu, ob es Ihnen wirklich gut tut. Drei Vormittage nacheinander kann

Rad fahren wunderbar für Sie sein, aber am vierten spüren Sie vielleicht die Sehnsucht in sich aufkommen, sich in eine Ecke zu verkriechen und Musik zu hören. Nur nicht raus an die frische Luft. Es gilt dann herauszufinden, wann es Ihnen gut tut, sich dennoch zu überwinden und Rad zu fahren, und wann es Ihren wahren Bedürfnissen völlig widerspricht. Lernen Sie, auf die Stimme Ihres Körpers zu hören und sie zu verstehen. Es geht darum, weiter offen und neugierig zu bleiben, um neue Möglichkeiten Ihrer „Art zu sein" zu entdecken, denn wir alle verändern uns ständig. Was letztes Jahr galt, gilt dieses Jahr vielleicht nicht mehr. Was gestern gut tat, entspricht nicht meiner heutigen Stimmung. Wonach sehne ich mich jetzt, in diesem Moment? Was wünsche ich mir insgeheim? Wo bin ich in meinem Element?

Und: Dürfen wir, mein Körper und ich, es uns überhaupt gut gehen lassen, erlauben wir es uns selbst – oder plagt uns dabei immer ein schlechtes Gewissen? Sind wir es uns selbst wert, für unser Wohlbefinden und unsere Kraft zu sorgen? Wie erleben wir dieses Wohlgefühl auch im Alltag, wenn wir zu Hause sind? Dürfen wir nur im Urlaub und in der Rehabilitation auf uns selbst achten und gut für uns sorgen und zu Hause nicht mehr? Wie können wir diesen Selbstwert, auf uns selbst zu achten und für unser Wohlgefühl zu sorgen, ebenso zu Hause leben? Der Körper ist unser heiliger Tempel, das Haus unseres Seins. Kümmern wir uns darum, dass dieser Körper in seiner Kraft steht, ein blühendes Zuhause ist – nicht nur von außen, indem wir uns schön kleiden, sondern auch von innen, von der Lebensenergie her?

Unser Körper ist unser Bindeglied zur Welt. Durch ihn sind wir in der Welt und mit ihr verbunden. Über unseren Körper bekommen wir unsere Empfindungen und Wahrnehmungen der äußeren Welt vermittelt. In und mit dem Körper erfahren wir die äußere Welt, erleben sie in uns über Farben und Formen, Klänge und Töne, Berührungen, Riechen und Schmecken. Alles schwingt in Form von Gefühlen in uns. Das, was in uns schwingt, sei es Ekel oder Freude, Neugier oder kritische Distanziertheit, drückt sich über unseren Körper, seine Haltung, die Sprache unserer Hände, das Leuchten in unseren Augen aus. Es findet also über die Ausdruckskraft unseres Körpers wieder seinen Weg nach außen, macht unsere Innenwelt für die Außenwelt erfahrbar. Unser Körper ist Mittler zwischen der Welt außerhalb von uns und unserem Inneren – sofern wir dies zulassen. Wir können tiefste Verbundenheit mit dieser äußeren Welt erfahren, wenn wir uns ihr öffnen und über unsere Sinne zulassen, dass sie einen Widerhall in uns findet. Und ebenso erleben wir diese Verbundenheit, wenn wir uns erlauben, durch die Ausdruckskraft unseres Körpers unser Innerstes der Außenwelt mitzuteilen.

Wir können uns aber auch diesen Sinneseindrücken verschließen, indem wir in unseren eigenen Gedanken kreisen, die Außenwelt ignorieren und eine Kommunikation mit ihr durch eine erstarrte Körperhaltung verhindern. Dann sind wir isoliert und fühlen uns von der Welt getrennt. Dies kann frau oder man bewusst nutzen, um sich vor einer widrigen Außenwelt zu schützen.

Wenn wir jedoch verlernt haben, diese Verbindung wieder herzustellen, fühlen wir uns ungewollt isoliert und von allem getrennt. Dann geht es darum, die erstarrte Haltung loszulassen und mit zarter Neugier die Hand auszustrecken und sich zu fragen: Wie fühlt sich Gras an? Wie die Rinde eines Baumes? Wie das Fell einer Katze? Was hallt da in mir wieder?

Bewusste Körperwahrnehmung

Während wir früher unseren Körper vielleicht fast gar nicht gespürt haben – es sollte ja alles nur funktionieren – bemerken wir jetzt, aus Angst, dass etwas nicht mit ihm in Ordnung ist, jedes Zipperlein. Ein Professor der Inneren Medizin sagte einmal: „Wenn man über 35 ist, morgens aufwacht und es zwickt oder zwackt nicht irgendwo, so sollte man sich fragen, ob man überhaupt noch am Leben ist." Dies ist vielleicht etwas übertrieben, verdeutlicht aber, dass hier oder da ein Stechen oder Ziepen völlig normal ist. Erst wenn sich etwas immer wieder an derselben Stelle meldet, gilt es, dem mehr Beachtung zu schenken und nachzugehen.

Außer Zwicken oder Zwacken gibt es noch viele andere Wahrnehmungen, die uns unser Körper vermittelt. Angst und Unsicherheit verstellen uns oftmals den Blick dafür. Und so frage ich Sie: Spüren Sie auch …

ein Glücksgefühl im Bauch?
den Wind auf der Haut und im Haar?
einen Marienkäfer auf der Hand?

Bringen Sie dafür ausreichend Aufmerksamkeit auf, können Sie all dies wahrnehmen? Spüren Sie die wohltuende Sonne auf Ihrem Körper und nicht erst den Sonnenbrand? Spüren Sie den Druck, die Kraft, das Tragende des Wassers? Den Boden, der Sie trägt, den Rasen unter Ihren nackten Füßen? Spüren Sie all die unterschiedlichen Sinneseindrücke, die Ihnen Ihr Körper vermitteln kann?

Was braucht mein Körper?

Was braucht mein Körper an Zuwendung, Massagen, pflegenden Cremes, an Ruhephasen und Schonung, an Bewegung und Aktivitäten? Welche Nahrung schmeckt und nährt ihn? Dabei ist es nicht nur, wie wir oft meinen, die Menge des Essens, die uns nährt und Kraft gibt. Es ist ebenso die Art, wie wir Nahrung zu uns nehmen. Lernen Sie, das Essen zu genießen, jeden Bissen aufmerksam zu schmecken, erfreuen Sie sich am Saft einer Frucht … kurz: Tanken Sie durch den Genuss von Essen Lebensfreude und Energie.

Jeder Mensch braucht etwas anderes. Die einen brauchen Ruhe, die anderen Musik, für die eine ist Malen ein gutes Ausdrucksmittel, für die andere Tanzen. Die eine genießt es, endlich mal herauszukommen und unter Leuten zu sein, die andere sehnt sich nach Einsamkeit. Vergleiche mit anderen sind oft nicht hilfreich. Was meiner Nachbarin gut tut, muss nicht zwangsläufig auch für mich das Richtige sein. Doch wenn ich will, kann ich durch die Anregung von anderen mein Ideenspektrum erweitern. Es geht darum zu lernen, in sich hineinzuhören. Was ist es, was mein Körper in diesem Moment braucht? Es ist wichtig zu erkennen, wonach sich mein Körper sehnt, und es auch umzusetzen. Wenn ich es auf den Abend verschiebe, ist es vielleicht nicht mehr stimmig. Ich muss erneut in mich hineinhorchen.

Oft haben besonders wir Frauen nicht gelernt, gut für uns selbst zu sorgen. Im Sorgen für andere sind wir in der Regel groß. Und so sehnen wir uns manchmal danach, ein Buch zu lesen oder spazieren zu gehen, aber erst müssen wir aufräumen, den Haushalt machen, den Problemen der Freundin zuhören, die Kinder versorgen … Und wenn dann endlich spät am Abend Zeit für uns wäre, fallen wir nur noch müde ins Bett.

Im „Indianischen" (1) gibt es eine Weisheit: Erst muss ich das tun, was mich in meine Kraft bringt, das heißt, meine Sehnsüchte, meine Bedürfnisse, meine verschiedenen Hunger stillen – einfach das tun, was mir gut tut. Wenn ich in meiner Kraft bin, geht alles andere viel einfacher, sei es der Haushalt oder das Problemgespräch mit der Freundin. Ohne Kraft kann ich auch für andere keine große Hilfe sein. Ohne Kraft bin ich leichter verletzlich und angreifbar, und aus Missverständnissen entstehen schnell Streitigkeiten und Probleme. Aber der Ansatz, erst mir selbst Gutes tun, dann andere versorgen, stellt unser kulturelles Prinzip „Erst die Arbeit, dann das Vergnügen" auf den Kopf. Und mit alten Mustern und Prinzipien zu brechen, ist äußerst schwer. Das kann ich aus eigener Erfahrung sagen. Doch dieses neue Muster, erst Kraft tanken, bevor ich sie ausgebe, funktioniert für mich hervorragend. Die Arbeit geht mir viel leichter von der Hand. Probieren Sie es doch einfach einmal aus.

In diesem Zusammenhang wird auch die folgende Aufforderung wichtig: „Liebe Deinen Nächsten wie Dich selbst." Gemeint ist damit eine Balance zwischen Sorge tragen für andere und Sorge tragen für mich selbst. Ich bin genauso wichtig wie der andere. Und wenn jemand etwas von mir will, muss das nicht sofort geschehen. Vieles lässt sich auf einen günstigeren Zeitpunkt verschieben, zum Beispiel auf nach dem Spaziergang, der mir wichtig ist. Wenn ich dann wieder in meiner Kraft bin, hat der andere auch mehr davon.

In unserer Gesellschaft scheint das Grundmuster vorzuherrschen: Nur wenn ich richtig ausgepowert bin, habe ich auch etwas geleistet und verdiene Aufmerksamkeit und Anerkennung. Es ist, als würden wir uns morgens mit halbleerem Tank auf den Weg machen, lange Strecken sind geplant, und wären abends stolz darauf, es ohne Tanken mit Mühe und Not nach Hause geschafft zu haben. Der Tank ist leer, vielleicht mussten wir die letzten Meter sogar schieben, aber wir haben es geschafft. Was hält uns davon ab, morgens oder zwischendurch aufzutanken, und es abends lässig nach Hause zu schaffen, energiegeladen und mit gefülltem Tank? Wir haben genauso viel geleistet, auch wenn wir das Energieauftanken zwischendurch erledigt haben und nicht erst am Abend. Aber lieber hängen wir abends müde in der Ecke herum, stolz auf unsere Leistung und festhaltend an unserem Prinzip: Erholen und Auftanken darf man erst am Abend, Pausen zum Auftanken sind nicht in Ordnung.

Die Schönheit des weiblichen Körpers und die Kraft der Sexualität

Frauen – die Hüterinnen des menschlichen Lebens und seines Fortbestehens

In unserer Gesellschaft ist es nicht besonders anerkannt, und wird es nicht besonders wertgeschätzt, eine Frau zu sein, denn in unserer funktionsorientierten Gesellschaft ist es mit Frauen einfach schwieriger als mit Männern. Im Beruf sind sie nicht so verlässlich, denn man weiß nie, ob sie nicht plötzlich schwanger werden und ausfallen. Und wenn sie dann Kinder haben, sind sie ebenfalls nicht verlässlich einplanbar, sei es im beruflichen oder im gesellschaftlichen Leben, da sie Rücksicht auf die Bedürfnisse ihrer Kinder nehmen müssen. Doch was wäre, wenn Frauen keine Kinder mehr bekommen würden? Es gäbe kein menschliches Leben mehr auf der Welt. Durch uns Frauen kommt das Leben auf die Welt, durch uns hindurch manifestiert es sich, durch uns geht das menschliche Leben weiter. Diese Aufgabe der Frauen ist nicht zu unterschätzen. Sie sind die Hüterinnen des menschlichen Lebens und seines Fortbestehens. Sie sind das Tor zur Welt. Dafür stellen sie ihren Raum (ihren Körper) und ihre Kraft zur Verfügung, nicht nur, um Leben auf die Welt zu bringen, sondern auch, um es zu nähren, zu pflegen und aufzuziehen. Diese Fähigkeiten lehrt der weibliche Körper. Wie Leben durch Frauen auf die Welt kommt, ist für mich ein Wunder und ich möchte Sie einladen, dies mit mir aus staunenden Augen zu betrachten.

Die Gebärmutter, die etwas unterhalb unserer Körpermitte liegt, ist ein unscheinbarer, zirka birnengroßer Muskel, der innen mit Schleimhaut ausgekleidet ist. Dieser Muskel ist in der Lage, so zu wachsen und einen Raum in uns zu öffnen, dass nach neun Monaten (zehn Mondzyklen) ein Kind von 3,5 bis 4,5 kg darin Platz findet. Welcher andere Muskel in unserem Körper ist zu so einem Größenwachstum fähig, egal wie wir ihn trainieren?

Die Gebärmutter hat bei der Geburt die Kraft, sich über 12 bis 24 Stunden und länger immer wieder zusammenzuziehen und dadurch das Kind zu drehen und durch einen enorm engen Kanal zu schieben, bis ans Licht der Welt. Das ist wahre Frauenpower.

Aber wie macht der Körper das? Neues Leben auf eine Weise in sich einzubetten, dass eine vollständige Verbindung entsteht. Das eine Wesen kann sich allein vom Blut des anderen ernähren. Beide sind eins übers Blut. Zum anderen aber muss diese Verbindung zum richtigen Zeitpunkt in einer Weise gelöst werden, dass weder die Mutter noch das Kind verbluten. Die Natur hat dafür eine perfekte Lösung gefunden: Der Mutterkuchen wird von mütterlicher und kindlicher Seite gebildet und haftet an der Innenseite der Gebärmutter. Das Blut fließt von der Mutter über Mutterkuchen und Nabelschnur zum Kind und wieder zurück. Auf diese Art und Weise kann das Kind an der langen Leine in die Welt hinausgelassen werden, immer noch versorgt von mütterlichem Blut, bis zu dem Zeitpunkt, da es selbständig atmet und diese Verbindung kontrolliert gekappt werden kann. Wenn der Mutterkuchen sich löst, entsteht in der Gebärmutter eine riesige Wundfläche, aus der eine Frau innerhalb einer halben bis dreiviertel Stunde verbluten kann. Durch das Zusammenziehen der Gebärmuttermuskulatur, und damit auch der Gefäße, kommt die Blutung zum Stehen. Sechs Wochen nach der Geburt ist die Gebärmutter wieder birnengroß und unscheinbar. Aber sie hat eine gewaltige Transformation durchgemacht.

In Bildern gesprochen wiederholt sich dieser Prozess in der späteren Mutter-Kind-Beziehung, dann bezeichnen wir ihn auch viel sagend als zweiten Abnabelungsprozess: In der Pubertät lassen wir unsere Kinder an der langen Leine hinaus in die Welt. Wenn sie selbstständig sind – also in der Lage, auf sich gestellt zu leben – gilt es, diese Verbindungsleine zu kappen. So wie eine gebärende Frau sich komplett von dem Mutterkuchen lösen muss, um nicht zu verbluten, so ist es für die Mutter im zweiten Abnabelungsprozess wichtig, den nährenden Anteil in ihr konsequent abzustoßen. Auf diese Weise wird sie wieder leer, konzentriert sich auf sich selbst und wird bereit für neue Aufgaben und Projekte.
Oft fällt uns Frauen das schwer, ebenso manchen Vätern. Wir meinen immer noch, nach dem Rechten schauen zu müssen: „Meine Tochter, so allein in der

eigenen Wohnung, mit Beruf und Haushalt um die Ohren, am besten ich schau mal nach dem Rechten, putze ihr die Fenster, bringe ihr Essen vom Wochenende mit und backe ihr einen Kuchen." Auf diese Weise stecken wir noch viel Energie (Blut) in diese Beziehung. Und unbewusst erwarten wir auch etwas zurück, sei es Dankbarkeit oder Anerkennung. Bekommen wir diese nicht, haben wir das Gefühl zu verbluten. Aber Vorsicht: Auf diese Weise verpassen wir unseren Entwicklungsschritt in diesem zweiten Abnabelungsprozess, so wie unser weiblicher Körper ihn uns lehrt: Wir müssen loslassen und uns bereit machen für neue Aufgaben, mit denen wir schwanger gehen, die in uns reifen und die wir in die Welt bringen wollen.

Im Rahmen von Schwangerschaft und Geburt verändert sich auch der Gebärmutterhals. Zunächst verschließt er die Gebärmutter nach außen, um das heranreifende Kind zu schützen, und öffnet sich dann in der Regel zum richtigen Zeitpunkt, wenn das Kind ausgereift ist, bis auf zehn (!) Zentimeter. Wie gesteuert wird, dass diese Öffnung genau zum richtigen Zeitpunkt geschieht, ist der Schulmedizin noch nicht klar. Jenseits der Schwangerschaft hat der Gebärmutterhals ebenfalls eine wichtige Funktion. Er dient als Schutzwall, um unser Innerstes vor schädlichen Einflüssen, zum Beispiel Bakterien, zu schützen und gleichzeitig lebensspendende Substanzen, die befruchtenden Samenzellen, hineinzulassen.

Es gibt drei Arten von Mechanismen, die unser Innerstes schützen, insbesondere vor gefährlichen Bakterien, die massenhaft gleich in direkter Nachbarschaft im Darm vorhanden sind und uns dort bei der Verdauung helfen. Wenn diese Bakterien über die Scheide, durch die Gebärmutterhöhle und durch die Eileiter hindurch in die freie Bauchhöhle wandern, so ist dies gefährlich für uns, denn diese Bakterien können in der freien Bauchhöhle eine lebensbedrohliche Bauchhöhlenentzündung hervorrufen. Aus diesem Grunde muss unser Körper in der Lage sein, uns vor Bakterien als Trägern von todbringender Energie zu schützen, gleichzeitig aber Samenzellen als Träger von lebensspendender, befruchtender Energie durchzulassen. Wie macht er das? Wie funktionieren diese drei Schutzmechanismen?

Der Gebärmutterhals, beziehungsweise der Muttermund, ist unser inneres Tor und verschließt mechanisch die Gebärmutterhöhle nach außen. Zum Zeitpunkt der Regelblutung öffnet er sich etwas, damit die Blutung abfließen kann. Auch während des Eisprungs kann man eine leichte Öffnung beobachten. Ansonsten ist unser Innerstes durch den Gebärmuttermund, beziehungsweise Gebärmutterhals, mechanisch verschlossen. Im Gebärmutterhals befinden sich Drüsen, die Schleim produzieren. Durch den hormonellen Zyklus verändert dieser Schleim seine Beschaffenheit. Besonders unter der Wirkung von Gestagen, dem Hormon der 2. Zyklushälfte, bildet der Schleim ein enges Gitter und ist für Bakterien und Samenzellen undurchdringlich (Abb. 1a). Unter starkem Östrogeneinfluss zur Zeit des Eisprunges aber weitet sich dieses Gitter, so dass Samenzellen hindurchtreten können und in ihrem Vorankommen sogar noch unterstützt werden (Abb. 1b). Frauen können dann an sich selbst beobachten, dass der Ausfluss zu diesem Zeitpunkt hühnereiweißklar und weit auseinanderziehbar, sprich „spinnbar" ist.

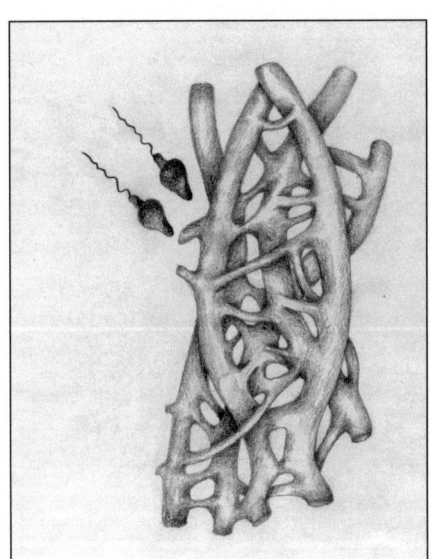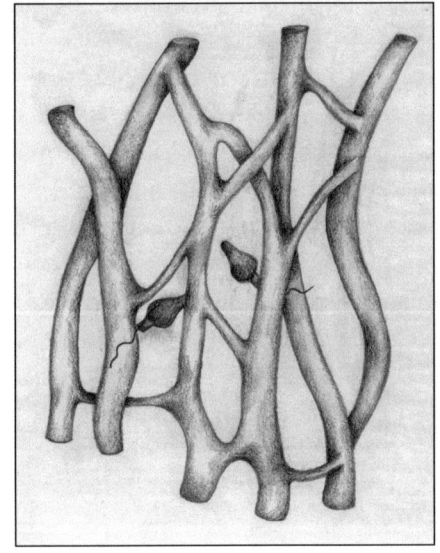

Abb.: 1a und 1b

Der dritte Schutzmechanismus ist das Scheidenmilieu. Die Scheide selbst ist ein Muskelschlauch, der von innen mit Schleimhaut ausgekleidet ist. Die Schleimhaut wird beeinflusst von den Hormonen Östrogen und Gestagen, die vor allem in der Zeit zwischen Pubertät und Wechseljahren produziert werden. Mit Hilfe dieser Hormone lagern die Schleimhäute, besonders im Genitalbereich, Wasser ein und sind dadurch feucht, geschmeidig und dehnungsfähig. Beim Wegfall der Hormone, sei es durch Entfernen oder Bestrahlen der Eierstöcke oder natürlicherweise in den Wechseljahren, kann es zu einer ausgeprägten Trockenheit und Verletzbarkeit der Schleimhäute kommen. Dies ist individuell sehr unterschiedlich und reicht von einer kaum merklichen Veränderung der Schleimhäute bis zu einer ausgeprägten Empfindlichkeit, so dass allein die leichte Berührung mit einem Wattestäbchen bei der gynäkologischen Untersuchung die Schleimhaut zum Bluten bringt (mehr dazu im Frageteil dieses Buches auf der Seite 43).

Außerdem speichert die Scheidenschleimhaut unter den oben genannten Hormonen in ihren Zellen Glykogen. Dies ist ein Nährstoff, den Milchsäurebakterien lieben. Wenn sich also immer wieder glykogenreiche Zellen von der Oberfläche der Scheide ablösen, wie wir es von der normalen Haut auch kennen, so ist dies ein gefundenes Fressen für Milchsäurebakterien. Milchsäurebakterien nehmen wir mit der Nahrung in Form von Joghurt auf, sie gelangen in unseren Darm und besiedeln von dort aus die Scheide. Dort in der Scheide vermehren sie sich mit Hilfe der glykogenreichen Nahrung prächtig und produzieren – wie der Name schon sagt – Milchsäure. Die Säure sorgt für ein extrem saures Milieu in der Scheide (pH-Wert von 4,0), so dass außer Milchsäurebakterien nur noch ein paar Pilze existieren können. Alle anderen Bakterien, die in die Scheide einwandern, gehen durch das saure Milieu zugrunde und werden mit dem Ausfluss nach draußen befördert. Somit besteht der normale Ausfluss aus Gebärmutterhalssekret, abgeschilferten Schleimhautzellen, Milchsäurebakterien und Milchsäure.

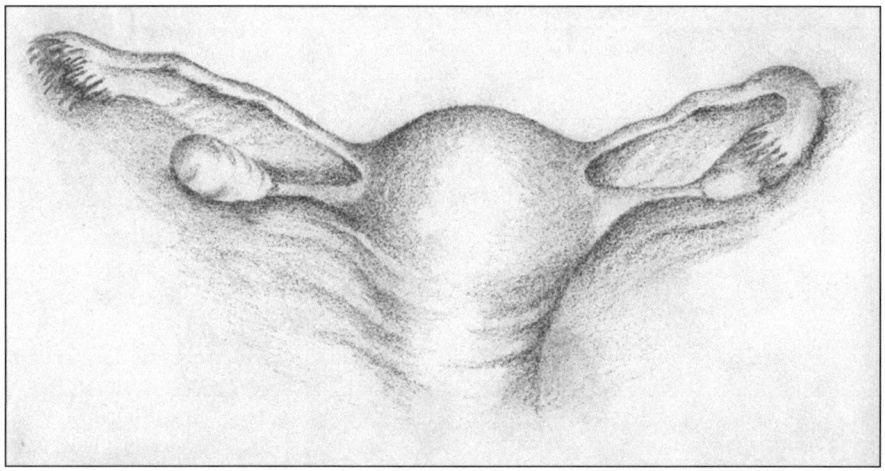

Abb. 2

So viel zu den Schutzmechanismen unseres Körpers. Nun möchte ich Ihnen noch etwas über den „Tanz der Eierstöcke" erzählen, ein wahres Wunder unserer Fruchtbarkeit. In vielen Büchern werden die Eileiter wie zwei starre Arme und daneben die Eierstöcke gezeichnet. Die Realität ist eine ganz andere. Wie unsere Arme am Körper sind auch die Eileiter beweglich an der Gebärmutter befestigt. Die Auffangtrichter der Eileiter sind vergleichbar mit unseren Händen und können vor oder hinter der Gebärmutter, weit oberhalb oder zur Seite gestreckt liegen. Sie sind also sehr beweglich (siehe Abb. 2). Die Eierstöcke selbst

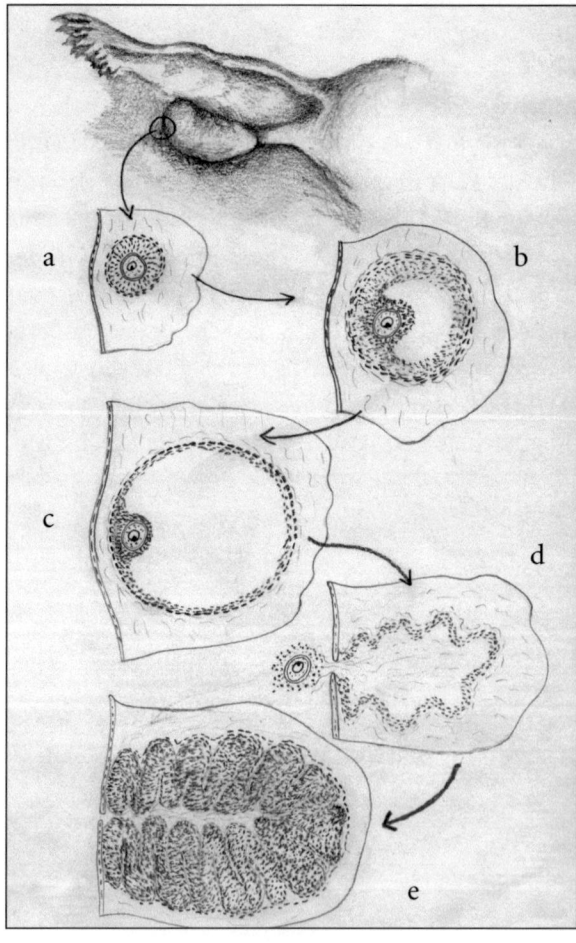

3a) Das heranreifende Eibläschen. Im Zentrum ist die Eizelle zu erkennen. Im Außenrand wird Östrogen produziert.

3b) In diesem heranreifenden Eibläschen hat sich die flüssigkeitsgefüllte Blase gebildet. Im Außenrand wird weiter Östrogen produziert.

3c) Eiblase mit einem Durchmesser von ca. 2 cm

3d) Eisprung

3e) Gelbkörper
Nach dem Eisprung wandelt sich das Eibläschen in den gelb gefärbten, so genannten „Gelbkörper" um. Der Gelbkörper produziert nun zusätzlich zum Östrogen das so genannte Gelbkörperhormon, auch Gestagen oder Progesteron genannt. Es ist das Hormon der zweiten Zyklushälfte, da es erst nach dem Eisprung gebildet wird.

Abb. 3

sind mit einer Hautfalte, und damit ebenfalls beweglich, an der Gebärmutter fixiert. Auch sie können vor oder hinter der Gebärmutter, seitlich oder oberhalb von ihr liegen. Über einen Gefäßstiel von der Beckenwand werden sie mit Blut und Nerven versorgt.

Wenn die Natur etwas Bewegliches geschaffen hat, so hat das seinen Grund. Die Eierstöcke sind der Ort, wo Hormone (Östrogen und Gestagen) sowie die Eizelle selbst gebildet werden. Auf der Zeichnung (Abb. 3) erkennt man stark vergrößert die Oberfläche eines Eierstocks mit einem heranreifenden Eibläschen. Wären Eierstock und Eileiter ein starres System, was würde dann beim Eisprung passieren? Das Ei würde in die freie Bauchhöhle springen und könnte sich dort nicht entwickeln. Deswegen werden, bevor das Ei springt, an dieser Stelle des Eierstocks Botenstoffe abgegeben. Auf diese Botenstoffe reagiert der Auffangtrichter und stülpt sich über das Ei. Das Ei springt in den Auffangtrichter und kann hier im Eileiter von den Samenzellen des Mannes befruchtet werden. Das befruchtete Ei wandert dann in sieben Tagen vom Eileiter in die Gebärmutter und nistet sich dort ein. Die Befruchtung ist ein eher seltenes Ereignis in unserem Leben. Ohne eine Befruchtung durch die Samenzellen wird das Ei von der Schleimhaut im Eileiter abgebaut, beziehungsweise mit der Regelblutung ausgeschieden. Erstaunlich ist, dass selbst bei fehlendem Eierstock (zum Beispiel durch eine Operation bedingt) und vorhandenem Eileiter auf der einen Seite, sowie bei nicht vorhandenem Eileiter aber einseitig vorhandenem Eierstock auf der anderen Seite, diese beiden Organe trotzdem zusammenkommen können und eine Schwangerschaft möglich ist (siehe Abb. 4). Dies empfinde ich als ein wahres Wunder der Fruchtbarkeit.

Darüber hinaus sind wir Frauen eingebunden in größere Zyklen, wie zum Beispiel den Mondzyklus, und können über unseren Körper verstehen lernen, was es bedeutet, in Zyklen zu leben. Zyklen sind stets kreisende Wiederholungen, die aber doch nie ganz gleich verlaufen. Auch die Natur bewegt sich in Zyklen durch die Jahreszeiten. Es kommt immer wieder ein Frühling und doch gleicht kein Frühling völlig dem anderen. Auf der einen Seite bewegt sich unser Körper innerlich in einem wiederkehrenden Rhythmus, also durch einen Zyklus, zugleich ist er aber auch in der Lage, sich an äußere Situationen anzupassen. So bleibt in Hungersnöten die Periode aus, weil es in diesen Zeiten äußerst ungünstig wäre, schwanger zu werden. Die Hormone werden in den Tiefschlaf versetzt. In unserer Gesellschaft kennen wir keine Hungersnot, aber dafür den künstlichen Hunger, die Krankheit Magersucht. Auch hier bleibt die Periode über Monate bis Jahre aus. Die hormonelle Situation von an Magersucht erkrankten Frauen entspricht der von Frauen jenseits der Wechseljahre.

Andererseits kann auch zu untypischen Zeiten ein Eisprung ausgelöst werden. Dies erklärt auch, warum im 2. Weltkrieg, wo die Männer selten zu Hause waren, trotzdem so viele Kinder gezeugt werden konnten. Es zeigt sich immer wieder, dass sogar während der Regelblutung ein Eisprung ausgelöst werden kann, und dass ein Orgasmus den Eisprung fördert.

Wir sehen also, dass äußere Bedingungen Einfluss auf unser inneres hormonell-zyklisches Geschehen haben und auf diese Weise unsere Regelblutung verschieben können.

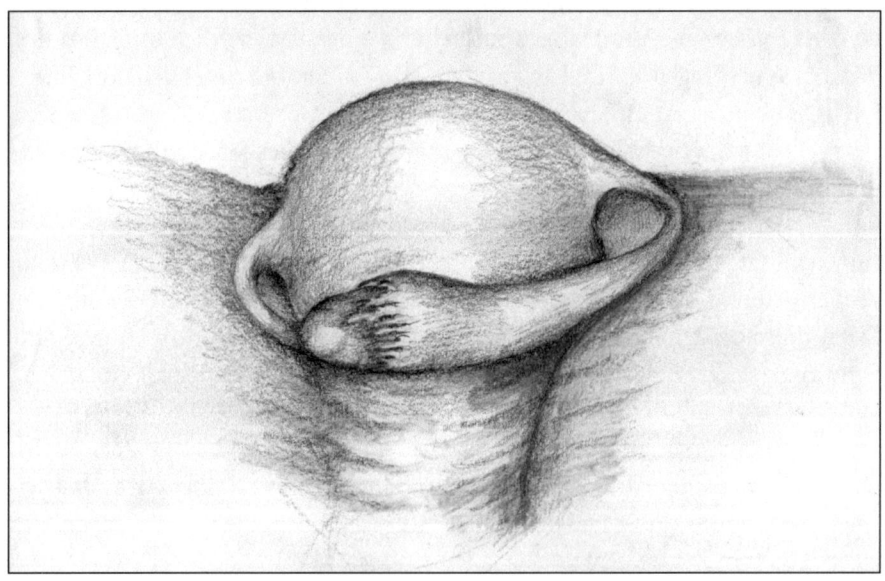

Abb. 4

Äußerer Genitalbereich – die Lotusblüte der Frau

Unter den großen Schamlippen – oder können wir dazu auch Lustlippen sagen? – befindet sich ein Venengeflecht, der so genannte Vorhofschwellkörper. Bei Erregung wird hier (genauso wie beim Mann) Blut hineingepumpt, er schwillt an. Auf diese Weise erheben sich die Lustlippen und öffnen sich. Im asiatischen Bereich wird der Genitalbereich der Frau mit einer Lotusblüte verglichen. Die Lotusblüte scheint dort unter den Blumen eine ähnliche Stellung einzunehmen wie bei uns die Rose. Mir gefällt es, dass die Asiatinnen ihren Genitalbereich mit einer Blüte vergleichen. Die unberührte geschlossene Knospe, deren Blütenblätter sich bei Berührung und unter Erregung erheben, öffnen und entfalten. So erst öffnet sich der Kelch, der Zugang zum Innersten, der mit Honig ausgekleidet ist. So ist es auch bei Frauen. Erst mit der Erregung wird Flüssigkeit und vermehrt Duftstoffe in der Scheide gebildet, wird sie feucht und weitet sich. (siehe Abb. 5)

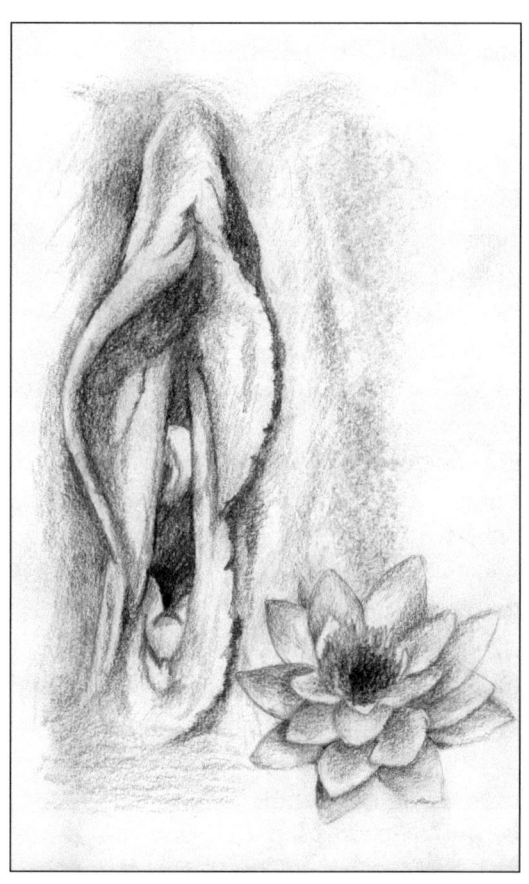

Abb. 5

Die Klitoris ist ebenso ein Schwellkörper, bestehend aus Schaft und zwei Schenkeln, die unter dem Scham-/Lustbein liegen. Der Schaft hat oben ein Köpfchen, ähnlich der Eichel des Mannes, das besonders empfindlich ist und von vielen Nerven durchzogen wird. Dieses Köpfchen liegt oberhalb des Scheideneingangs. Oft wird es von einem Häutchen bedeckt, kann aber auch freiliegend und dann entsprechend empfindlicher sein. Auch die Klitoris schwillt bei Erregung an und ist dann gut unter der Haut zu tasten. Wenn sie anschwillt, erhebt sich auch das Köpfchen und tritt noch mehr hervor. Der Abstand zwischen Klitoris und Scheideneingang ist von Frau zu Frau sehr verschieden. Es gibt Frauen, bei denen das Köpfchen direkt oder bis 0,5 cm oberhalb des Scheideneingangs liegt. Hier führt die Gleitbewegung des Penis in der Scheide zu einer Stimulierung der Klitoris. In vielen Fällen ist aber der Abstand größer, bis zu 3 cm und mehr. Hier führt die Gleitbewegung des Penis in der Scheide zu keiner ausreichenden Stimulierung der Klitoris. Diese Frauen können allein durch den Geschlechtsverkehr keinen über die Klitoris vermittelten Orgasmus bekommen. Dies ist anatomisch bedingt und bei zirka 60 % der Frauen der Fall. Hier sind andere Formen der Klitorisstimulierung gefragt.

Orgasmen können aber nicht nur durch Stimulierung der Klitoris (klitoraler Orgasmus) ausgelöst werden, sondern auch durch Stimulierung des G-Punktes. Die Schleimhaut der Scheide hat so gut wie keine Nervenversorgung, Berührungen spüren wir dort normaler Weise nicht, außer am Gebärmutterhals, der sehr schmerzempfindlich sein kann. Nur ein kleines Areal in der Scheide ist von Nerven durchzogen. Es ist der sogenannte G-Punkt. Dieser liegt an der vorderen Scheidenwand, auf der Mittellinie unseres Körpers. Der G-Punkt ist, ähnlich der Klitoris, bei jeder Frau unterschiedlich weit vom Scheideneingang entfernt, zwischen wenigen Millimetern bis zu mehreren Zentimetern. Oft liegt er auch hinter einer Hautfalte verborgen. Die Stimulierung dieses Punktes kann zu einem vaginalen Orgasmus führen, der eine andere Art des orgiastischen Empfindens auslösen kann als der klitorale Orgasmus. Darüber hinaus sind Männer und Frauen aber auch ohne körperliche Stimulierung in der Lage, Orgasmen zu erleben, zum Beispiel in Träumen (bei Männer werden sie als „feuchte Träume" bezeichnet, Frauen erleben aber genauso Orgasmen in ihren Träumen) oder zum Beispiel durch spezielle Atemtechniken.

Es gibt bei einigen Frauen noch eine weitere Besonderheit, die wenig bekannt ist: der weibliche Erguss. Und zwar besitzen alle Frauen um die Harnröhre herum kleine Drüsen, die Periurethral oder Paraurethral Drüsen. Sie entsprechen der Prostatadrüse des Mannes und sind bei Frauen als Restkörper in unterschiedlicher Ausprägung angelegt. Da, wo sie stärker ausgebildet sind, kann es beim Orgasmus zum Auspressen eines Sekretes über die Harnröhre kommen. Entsprechend der Prostatasekretproduktion und der Entladung dieses Sekretes im Erguss beim Mann hat die Frau auch einen Erguss. Vielen Frauen ist dieses Phänomen unbekannt. Sie spüren lediglich, dass da etwas aus der Harnröhre kommen will und versuchen es zu unterdrücken, aus Angst vor unwillkürlichem Urinabgang. Aber das Sekret dieses Ergusses sieht völlig anders aus, es ist elfenbeinfarben und riecht auch anders.

Umgang mit dem Verlust von Gebärmutter und Eierstöcken

Jetzt werden einige von Ihnen zu Recht denken: Schön, dass Sie mir das alles erzählt haben, aber für mich hat das keine große Bedeutung mehr, denn Eierstock und Gebärmutter wurden rausoperiert. Wenn ich das alles höre, werde ich nur noch trauriger. Ist das Ihre Absicht? Manche von Ihnen sind zudem noch jung, Sie haben vielleicht noch keine Kinder und sind nun der Fähigkeit, Kinder auf die Welt zu bringen, für immer beraubt. Es drängt sich aber wohl nicht nur den jungen Frauen die Frage auf: Bin ich überhaupt noch eine richtige Frau? Aber natürlich, denn die urweibliche Energie, die uns unser Körper lehrt, bleibt uns erhalten. Aus dieser Kraftquelle dürfen wir weiterhin schöpfen: Etwas Fremdes in sich aufnehmen, einen Raum in sich öffnen, etwas in sich wachsen lassen. Wenn es ausgereift ist, neues Leben auf die Welt bringen, über die Brüste nährend sein. Diese Energie ist nicht nur auf der konkreten Ebene von Schwangerschaft und Geburt vorhanden, nein, sie geht weit darüber hinaus. Auf der übertragenen Ebene bedeutet „etwas Fremdes in sich aufnehmen" empfänglich sein, offen für das, was andere an einen herantragen. Es ist eine besondere Fähigkeit des Wahrnehmens, des Zuhörens und Sensibelseins. Was frau da draußen von anderen hört, kann sie sich zu eigen machen, in sich aufzunehmen, in sich tragen, sei es die Geschichte einer Freundin, eine Idee oder ein Traum. Damit geht sie schwanger, lässt es in sich wachsen und sich verändern, das bedeutet: kreativ sein. Und irgendwann antwortet sie der Freundin auf deren Geschichte, indem sie ihr völlig neue Interpretationen und Handlungsmöglichkeiten aufzeigt. Auf diese Weise wachsen auch Ideen und Träume, entfalten sich und werden als konkrete Projekte in die Welt geboren.

Unsere Gaben und Fähigkeiten liegen oft verborgen. Sie brauchen den Glauben an uns selbst, um sich entfalten zu können und in der Welt sichtbar zu werden. Der Glaube und das Weiterweben an unseren Träumen ermöglicht es, dass diese wahr und sichtbar werden und sich eines Tages in der Welt manifestieren. Und sind diese Traumkinder in der Welt, brauchen sie weiterhin Fürsorge, Pflege, Zuwendung und Nahrung, um weiter wachsen und gedeihen zu können, auch unter fremden Einflüssen. Denken Sie zum Beispiel an eine Frau, die in sich die Gabe spürt, sich über Formen und Farben, über Bilder auszudrücken. Erst sind es innere Bilder, die heranreifen, dann werden sie durch Malerei sichtbar. Dann geht der Traum weiter, mehr Bilder zu malen, sie anderen zu zeigen, Ausstellungen zu organisieren. Die Bilder sind in der Welt, doch es braucht großes Engagement und einen festen Glauben an sich selbst und die Bilder, damit diese gesehen werden und ihren Platz in der Welt finden. Die urweibliche Energie regt uns an, Traumkinder auf die Welt zu bringen und für sie zu sorgen, sie zu nähren. Auf diese Art und Weise sind wir fruchtbar und leben unsere weibliche Kraft entsprechend unseren ganz eigenen Fähigkeiten und Gaben.

Andere Kulturen sehen das physische Kind nur als eines der vielen Traumkinder, die es für uns Frauen auf die Welt zu bringen, zu nähren und aufzuziehen gilt. Auf diese Art und Weise leben wir unsere weibliche Kraft und werden so zu alten, lebenserfahrenen und weisen Frauen. Das volle weibliche Kraft-Potential zu leben, steht genauso den Männern offen. Es wird nur sichtbar über den weiblichen Körper. Der weibliche Körper ist ein bildlicher Spiegel der urweiblichen Kraft. Das Bild der alten, weisen Frau in Mythen, Märchen und Sagen ist nicht das Bild einer Frau, die viele leibliche Kinder geboren hat. Es ist das Bild einer Frau, die vielleicht nie eigene Kinder zur Welt gebracht hat, aber ein tiefes Wissen von der weiblichen Kraft in sich hält und damit ihr Leben gestaltet. Manchmal erhalten wir durch den Verlust einer Sache oder einer Fähigkeit, die wir bis dahin kaum beachtet haben, mehr Reichtum, weil wir durch den Verlust erst ihren Wert und ihre tiefere Bedeutung erfahren und erkennen. Ich möchte dies an einem Beispiel erklären. Wir stöhnen jeden Morgen über unsere Arbeit, das frühe Aufstehen, die nervenden Kollegen und den blöden Chef. Aber wenn wir unsere Arbeitsstelle verlieren und arbeitslos sind, erkennen wir, welche Bedeutung sie für uns hatte. Im Nachhinein wissen wir den Kontakt mit den Kollegen zu schätzen, bekommt die Zufriedenheit des Chefs einen eigenen Wert, erkennen wir durch die geleistete Arbeit unsere persönlichen Stärken. Ähnlich ergeht es uns vielleicht mit guten Bekannten, an deren Ecken und Kanten wir uns immer gestört haben. Aber wenn sie weggezogen sind, erkennen wir die schönen Seiten dieser Beziehung. Erst durch den Verlust wissen wir zu schätzen, was wir besessen haben. Es stellt sich nun die Frage: Können wir in unserem zukünftigen Leben dieses neue Wissen und die damit verbundene Wertschätzung besser nutzen? So kann uns auch der Verlust der Gebärmutter zu einer neuen Auseinandersetzung mit dem Frausein führen – und möglicherweise eröffnet sich durch dieses Nachdenken ein tieferes Verständnis davon. Vielleicht haben Sie ein weibliches Organ verloren, aber trotzdem sind Sie eine Frau und jede Zelle ihres Körpers kann das mit ihrem genetischen Code bezeugen. Das Wissen und die Kraft der Weiblichkeit sind nicht in der Gebärmutter gespeichert. Sie sind tief in unserem ganzen Wesen verwurzelt und können sich jeder Zeit entfalten.

Welche Bedeutung hat die Brust für Frauen?

Die Brust ist das nach außen hin sichtbare Symbol unserer Weiblichkeit.

Unterschiedliche Bedeutungsebenen der Brust als Symbol der Weiblichkeit spielen in unserer Gesellschaft und in unserem Alltag als Frau eine Rolle.

In der allgemeinen gesellschaftlichen Bedeutung steht die weibliche Brust zusammen mit dem Kopf der Frau für Schönheit und Erotik. In dieser Weise prangt es auf jeder Fernsehzeitschrift und nicht nur auf dieser. Das Wichtigste, was es von einer Frau abzubilden gibt, ist Kopf und Oberkörper. Wie dieser Oberkörper auszusehen hat, fällt je nach Zeitgeist anders aus. Mal ist mehr, mal weniger Oberweite gefragt. Aber die Schönheit einer Frau ist geprägt durch ein schönes Gesicht, schöne Haare und durch einen "tollen Busen". Ein paar andere Details, wie eine schlanke Taille kommen dann noch hinzu.
    Diese kollektive Wahrnehmung, die uns in tausend Abbildungen in den Medien entgegen springt, beeinflusst auch das Selbstbildnis einer jeden Frau, wenn auch in unterschiedlichem Maße. Kaum eine Frau wird sich aber dieser gesellschaftlichen Prägung und Symbolkraft vollständig entziehen können.

Auf einer allgemeinen eher unterbewussten Erfahrungs- und Bedeutungsebene erleben wir Frauen mit der Brust noch etwas anderes, was auch in die symbolische Bedeutung der Brust einfließt.

Die Brust mit ihrer runden, weichen anschmiegsamen Form ist etwas, das wir gerne berühren. Gerne nehmen wir runde Gegenstände in die Hand. Kennen Sie Handschmeichler, runde Gegenstände aus Holz, die einfach nur dafür da sind, damit wir ihre runde weiche Form mit den Händen genießen können? Die Brust hat diese runde weiche Form, sie hat keine Ecke und Kanten und sie füllt unseren Handteller.

Darüber hinaus kann aus der Brust Nahrung entspringen, Milch. Die Brust macht es uns Frauen möglich, nährend zu sein. Die milchgebende Brust ist eine ständig aus sich selbst heraus füllende Quelle, die den Hunger in der Welt, den Hunger der Kinder stillt. Sie ist die Quelle des Lebens. Sie ist Fülle.

Als Kind an der Brust zu liegen, bedeutet warm, weich, eingekuschelt, geborgen und gehalten zu sein, den Pulsschlag des Lebens (das Herz der Mutter zu hören, so wie im Mutterleib), und satt zu werden. Dies ist eine frühkindliche Erfahrung, die uns vielleicht unser ganzes Leben lang prägt. Die Brust der Mutter ist das Land, wo Milch und Honig fließen (süße Milch). Das Schlaraffenland, das kleine Paradies. So erleben wir es als Säuglinge.

Als Frau eine Brust zu haben, birgt die Möglichkeit, diese Fülle, diese Kraft zu schenken, Nahrung für andere zu sein, diesen besonderen Ort der Geborgenheit zu schenken.

Und dieses Erlebnis setzt sich fort, wenn die Kinder größer werden. Auf dem Schoß der Mutter zu sitzen, ist dann der Ort der Geborgenheit, und sich an ihrer Brust auszuheulen, sich dort einzukuscheln. Nahrung fließt nicht mehr aus der Brust, sondern aus ihrem Kochtopf, und auf diese Weise ist sie als Mutter weiter nährend. Zusätzlich nährt sie ihre Kinder jetzt mit Geschichten und Wissen.

Natürlich können auf diese Weise auch Männer nährend sein und ihren Kindern Geborgenheit vermitteln. – Doch das Ursymbol, das dahinter steckt, ist die weibliche Brust: der erste Ort, wo wir als Neugeborene Wärme, Geborgenheit und Sattwerden erlebten. Die Fülle des Lebens.

Die Brust lehrt uns über die Geburt hinaus weiter sorgend und nährend zu sein für unsere Kinder. Erst nähren wir mit unserem Blut, dann mit unserer

Milch, dann aus dem großen Kochtopf. Dabei bewegen wir das Kind immer weiter von unserem Zentrum weg.

Und wir wissen auch als Erwachsene – egal ob Mann oder Frau – immer noch was es bedeutet, den Kopf an die Brust eines anderen Menschen zu legen, den Pulsschlag zu hören und in der Umarmung geborgen zu sein.

Meiner Ansicht nach spielt auch in die Erotik diese Grunderfahrung mit hinein. Die Anziehungskraft der weiblichen Brust macht auch die Erinnerung an diesen Ort der Geborgenheit, der Wärme und des Sattwerdens aus. Wir sehnen uns dahin zurück. Außerdem kommt noch der Reiz des Unbekannten hinzu. Besonders erotisch ist es, wenn wir den Ansatz der weiblichen Brust im Ausschnitt sehen können, der Rest aber verhüllt ist. Es weckt die Neugierde, den Reiz auf den Rest, der verhüllt im Verborgenen liegt. Besondere Anziehungskraft hat dabei meines Erachtens das Tal zwischen den zwei Hügeln. Der Weg in die Tiefe, ins Unbekannte, der Reiz, diesen zu entdecken.

Als dritte Bedeutungsebene kommt schließlich noch unsere persönliche Erfahrung mit unserer eigenen Brust hinzu. Diese kann völlig abweichen von den bisher angesprochenen Bedeutungen, und damit widersprüchliche Gefühle in uns auslösen.
Bestimmte Zeiten und Ereignisse sind dabei besonders prägend.

So ist es die Pubertät, die Zeit, in der unsere eigene Brust wächst. In dieser Zeit müssen wir uns als Frauen mit unseren veränderten Körperformen auseinander setzen. Unser Körper verändert sich von einem Mädchenkörper zu einem Frauenkörper. Wir setzen Fettpolster an und die Brust wächst. Wollen wir das so? Gefällt uns das so? Welche Frauen kenne ich? Will ich so sein wie diese? Will ich solche Frauenrollen einnehmen? Will ich solche Körperformen annehmen? Bin ich stolz auf meine Brust? Stört sie mich beim Sport?

Wie reagiert die Umwelt auf meine veränderte Körperform, insbesondere auf meine wachsende Brust? Wie schauen sie mich an? Wird mir hinterher gepfiffen? Finde ich das toll, oder stört es mich? Welche Bemerkungen höre ich im Schwimmbad? Oft sind es besondere Erlebnisse, die sich uns einprägen und für uns bestimmend sind und als Erfahrung die Symbolbedeutung meiner Brust prägen.

Eine solche Erfahrung wäre zum Beispiel, wie ich mit leicht ausgeschnittenem T-Shirt an etwas älteren Jungs vorbeimarschiert bin, und ihre bewunderten Blicke spürte. Dies erfüllte mich mit Stolz und ab da verkörperte meine Brust für mich, Stolzsein auf mein Frausein.

Oder ich musste erleben, wie andere über mich im Schwimmbad lästerten: "Schau mal die da, mit ihrem Flachbrett /Atombusen!" (je nach dem, ob andere meine Brust als zu klein oder zu groß bewerteten). Was sich mir durch dieses Erlebnis einprägte und wofür meine Brust ab da stand, war die Erfahrung, als Frau abgewertet worden zu sein. Oder ich musste die Erfahrung als Jugendliche machen, dass andere ältere Männer nach meiner Brust grabschten. So trägt ab da die Brust für mich die Bedeutung, als Frau missbraucht, benutzt worden zu sein.

All diese unterschiedlichen Erfahrungen prägen unser Frausein, unsere Rolle als Frau, und sie prägen unsere Beziehung zu unserem Körper, insbesondere zu unserer Brust. Sie beeinflussen, wie wir uns kleiden, und in welcher Haltung wir unsere Kleider tragen.

Weitere Erfahrungen als stillende Mütter oder das Erleben unserer Brust im Liebesspiel können diese Symbolbedeutung der Brust abwandeln. Doch die Grundeinstellung zu unserer Weiblichkeit, die sich im Symbol der Brust oft kristallisiert, wird meist in der Pubertät geprägt, in der Zeit, in der diese Körperform entsteht gemeinsam mit dem Bewusstsein, was es heißt, eine Frau zu sein.

Nicht selten tragen wir diese damals geprägte Grundeinstellung zu unserer Brust ein Leben lang mit uns, obwohl längst andere Erfahrungen im Vordergrund stehen. Deutlich wird dieses dann manchmal erst, wenn eingreifende Veränderungen an der Brust bevorstehen, z.B. im Rahmen eine Brustkrebsoperation. Wir hatten z.B. als Jugendliche mal die Entscheidung getroffen, dass die Brust für uns nichts Wert ist, wir gut ohne sie auskommen könnten (gut ohne unsere Weiblichkeit auskommen könnten). Jetzt stellen wir angesichts der bevorstehenden Operation fest, dass uns die Brust wichtig geworden ist, dass wir sie schön finden und nicht auf sie verzichten wollen, (sie Ausdruck unserer Weiblichkeit ist, die wir mittlerweile angenommen haben und auch genießen).

Genauso gut kann es auch anders herum sein, während wir früher dachten, nichts dürfte unserer schönen Brust passieren, sie ist unser ganzer Stolz, stellen wir nun fest, dass sie diese Bedeutung verloren hat. Andere Körperteile haben dies übernommen. Wir lieben unsere schönen Fesseln und Waden, wissen sie galant unter Röcken zu präsentieren, oder lieben einen entsprechenden Schlitz im Rock oder im Kleid.

Sowie sich die Form der Brust auch außerhalb von Schwangerschaft und Stillzeit immer wieder ändern kann und ändert, so kann sich auch ihr Symbolgehalt für uns selbst immer wieder wandeln und neue Bedeutungen annehmen.

Welche Bedeutung könnte in einer Brusterkrankung liegen? Mit dieser Frage wage ich mich auf ein sehr schwieriges Gebiet vor. Für mich ist Krankheit eine Symbolsprache des Körpers. Wenn wir davon ausgehen, dass Körper und Seele verwoben sind – und dies tut auch die Psychosomatik – dann will uns der Körper mit Störungen, mit Symptomen (übersetzt: Zeichen), etwas mitteilen. Diese Zeichen haben in unserem ganz persönlichen Kontext eine ganz persönliche Bedeutung. Das gleiche Zeichen bedeutet bei jedem möglicherweise etwas völlig anderes. Das gleiche Symptom kann auch zu einem anderen Zeitpunkt in unserem Leben eine andere Bedeutung haben. Über ein Symptom kann ich versuchen, die dahinter verborgen liegende Bedeutung zu entschlüsseln. Oft versucht uns der Körper mit einer Krankheit das begreiflich zu machen, was wir auf andere Art und Weise nicht verstehen. Oft zwingt uns eine solche Krankheit auf einen anderen Weg, indem sie uns aus dem normalen Leben herauszerrt. Schon eine Grippe zwingt uns, die Arbeit sausen zu lassen, im Bett zu liegen, zu schlafen und zu dösen und dabei über Sachen nachzudenken, die wir sonst beiseite schieben. Die Frage lautet aber nicht: Was habe ich falsch gemacht? Sondern: Was gilt es hier für mich zu lernen? Bei einem Knoten in der Brust können wir uns zum Beispiel die Frage stellen: Wo liegt der Knoten, dass wir nicht Nahrung sind für andere, unsere Fülle, unsere Schönheit nicht verschenken? Was möchte aus unserem Inneren nach draußen fließen und Nahrung sein für andere? Dies sind zwei von vielen möglichen Fragen. Oder, da der Krebs eine Gewebewucherung ist, die ihre angestammten Grenzen überschreitet: Wo habe ich mit meinen nährenden Fähigkeiten die Grenzen überschritten, die Grenzen anderer, meine eigenen Grenzen? Doch seien Sie vorsichtig mit solchen Deutungen. Sie sehen selbst, die Bedeutungen können völlig verschieden, ja, sogar entgegengesetzt ausfallen. Lassen Sie sich von anderen nichts einreden. Bedeutung haben diese Zeichen nur für Sie selbst. Daher ist es auch wichtig zu fragen: Welche ganz persönliche Bedeutung hat die Brust für Sie? Was sagen Ihnen die Symbole Knoten und Grenzüberschreitung … oder wie immer sich die Erkrankung bei Ihnen zeigt.

Um zu erkennen, was es hier zu lernen gilt, kommen Sie vielleicht auch weiter, indem Sie sich fragen: Was ändert sich für mich durch die Erkrankung? Oder: Was hat da in letzter Zeit für mich nicht (mehr) funktioniert, was gilt es zu verändern? Eine Verhaltensweise kann jahrelang hervorragend funktionieren. Doch irgendwann steht Veränderung an. Wir Menschen bleiben auch als Erwachsene nicht gleich, wir entwickeln uns, verändern uns, Neues, Anderes steht an, gilt es zu lernen. Vielleicht haben wir das nur noch nicht mitbekommen und unser Körper sagt: Auf diese Weise geht es nicht mehr weiter. Aber Krankheit kann auch einfach ein Schicksalsschlag sein, eine Herausforderung in unserem Leben, die uns Vieles in anderem, neuem Licht sehen lässt.

Ob eine bestimmte Deutung für mich zutrifft, kann ich daran erkennen, wenn sie etwas in mir zum Schwingen bringt, oder wenn ich einen plötzlichen und heftigen Widerstand dagegen aufbaue, mich darüber aufrege. In beiden Fällen gilt es, genauer hinzuschauen. Nur die Dinge, die mich überhaupt nicht berühren, mich kalt lassen, sind ohne Bedeutung für mich.

Die männliche Energie – weiblich-männliche Balance

Da wir nun viel von der urweiblichen Energie geredet haben, möchte ich Ihnen auch kurz die urmännliche Energie vorstellen und Sie damit vertraut machen. Beide Energien besitzen ihre ureigene Kraft und ihren ureigenen Wert. Der männliche Körper lehrt uns die männliche Energie. Als Frauen können wir sie in unserem Gegenüber erkennen und erfahren. Die Aufgabe des männlichen Körpers ist es, möglichst nahe an den Ort des Geschehens vorzudringen. Dieser Ort des Geschehens, an dem die Verschmelzung von Samenzelle und Eizelle stattfindet, ist der Eileiter im Körperinneren der Frau. Um in dessen Nähe zu gelangen, braucht es eine zielgerichtete Energie und damit eine völlig andere Energie als die der Frau, die abwartend, einladend, sich öffnend ist.

Der Mann muss in fremdes Gebiet eintauchen, er muss sich über seinen Körper, seine Körpermitte und das ihm Bekannte hinauswagen. Es zieht ihn ins Unbekannte. Und er muss seine befruchtende Energie, die Samenzellen, noch weiter ins Unbekannte, nämlich durch die Gebärmutter hindurch bis zum Eileiter hinausschicken, sie mit Druck hinausschießen und mit Nahrung und Schutzschicht gegen das saure Milieu der Frau wappnen. Dazu dienen die anderen Sekrete aus Prostata und Samenbläschen. Diese weitschießende, über die eigenen (Körper-)grenzen hinausgehende Energie können wir auch als Feuerstrahlenergie bezeichnen. Sie macht uns Frauen oft Angst, denn Sie birgt die Gefahr in sich, auch über unsere Grenzen hinauszugehen und uns zu verletzen. Und das, obwohl der sensibelste Teil des Mannes, die Eichel, vorangeht. Hier ist die Kommunikation der beiden Sexualpartner, das Sprechen miteinander, überaus wichtig. Denn wenn wir Frauen in der Körpersprache der Lust Schmerzen erleben, versperrt uns dieses den Zugang zur Lust. Unser Körper merkt sich das. Er will keine Schmerzen erleben. Er verschließt sich der Begierde, der Lust. Wir mögen keine Berührungen mehr von unserem Partner und ziehen uns zurück. Oder, wenn wir Sexualität zulassen, weil wir meinen, wir hätten diese eheliche Verpflichtung, so sind wir dabei wie tot. Dies hat nichts mit lebendiger Lust zu tun. Der Schmerz hat uns den Zugang dazu versperrt.

Die männliche Energie sucht aber auch Schutz und Geborgenheit, möchte umhüllt werden in der Scheidenhöhle. Dabei können bei Männern beängstigende Phantasiebilder entstehen wie „aufgesaugt" oder „aufgefressen" werden. Hier wurzelt ein großes Angstpotential vieler Männer: die Furcht, von der Frau vereinnahmt zu werden, nicht gut genug zu sein, ihr nicht standhalten zu können. Besonders wenn ein Mann seine Männlichkeit ganz allein über seinen Penis definiert, und dieser nun gänzlich in der Frau zu verschwinden droht, hat er ihr nichts mehr entgegenzusetzen. Sieht er sich aber als Mann in seiner Gesamtheit, so verschwindet nur ein kleiner Teil von ihm in der Frau. Der größere Teil von ihm steht ihr gleichwertig und partnerschaftlich gegenüber.

Im Zusammenkommen suchen Mann und Frau Anerkennung und Wertschätzung ihrer Verschiedenheit, suchen Reibung und darüber hinausgehend Berührung und Berührtsein, Verbundenheit und tiefstes Verstehen im Moment der Lust. Unsere Reibung, unsere Verschiedenheit zu spüren, um sie dann im Moment der Lust zu überwinden und tiefste Verbundenheit, einen

Moment des nicht in Worte fassbaren Verstehens und Verstandenseins zu erfahren, bereitet uns höchste Lust und Vergnügen.*

In einer Welt, in der wir immer noch gewohnt sind, das andere Geschlecht abzuwerten oder für unsere eigenen Interessen zu benutzen, drückt sich für mich die gegenseitige Wertschätzung von Mann und Frau und die daraus resultierende Kraft in folgendem wichtigen Grundsatz aus der indianischen Kultur (1) aus: „Alles wird aus der Frau geboren und vom Manne besamt, und es darf nichts geschehen, was die Kinder verletzt." Nur wenn Mann und Frau, die urweibliche und urmännliche Energie, zusammenkommen, entsteht daraus neues Leben. Dieses Mysterium, diese Kraft ist von unschätzbarem Wert. Jede einzelne Kraft – die weibliche, die männliche und das neue Leben – hat dabei ihren ureigenen Wert und möchte als solche gesehen, geschätzt, erkannt und geschützt werden. Die Vereinigung ist also gleichsam ein Akt der Erkenntnis.

Für eine gleichwertige und vertrauensvolle Partnerschaft, die sich in dieser Weise auch in der Körpersprache der Lust, also der Sexualität, ausdrückt, brauchen wir eine innere Haltung, die ich in drei Schritten erklären möchte:

Im ersten Schritt müssen wir Frauen lernen, uns in unserer Weiblichkeit, für das, was wir sind und wie wir sind, wertzuschätzen (anstatt uns dafür zu entschuldigen, dass wir eine Frau sind). Es ist wichtig, unseren wirklichen, vollen Wert als Frau zu erkennen, tief in uns zu erfahren und ganz für uns in Anspruch zu nehmen.

Im zweiten Schritt geht es darum, dass wir das andere Geschlecht und die männliche Energie in ihrer Andersartigkeit anerkennen und akzeptieren. Diese Andersartigkeit reicht weit in das sexuelle Verhalten von Mann und Frau hinein und das Nichtwissen darum ist oft die Wurzel für Missverständnisse und Fehldeutungen. So steigen Männer in ihre Lust tendenziell eher über das ein, was sie sehen, Frauen eher über Berührungen, das, was sie spüren. Auch die Erregung und Ausbreitung der Lust im Körper ist völlig verschie-

---

*Anmerkung: Ich meine nicht, dass man und frau über dieses Erleben und diese Gefühle nicht reden sollten. Im Gegenteil, ich halte es für sehr bereichernd, sich auch darüber auszutauschen. Doch Worte werden dieses Erleben immer nur andeuten, nie fassen können, und es ist immer wieder anders.

den. Beim Mann geht sie von seinem Zentrum aus, bei der Frau bewegt sich die Erregung von der Peripherie, von den Händen, Füßen, vom Nacken oder vom Rücken zum Zentrum, zu den intimen Bereichen hin. Diese scheinbaren Banalitäten haben große Auswirkungen. So kann es vorkommen, dass Männer ihren Frauen entsprechende Vorhaltungen machen: „Wenn ich dich anschaue, werde ich erregt, du aber bleibst völlig kalt, wenn du mich nackt siehst. Was ist los mit deiner Lust?" Doch dies ist nicht ein Ausdruck von Lustlosigkeit seitens der Frau oder dafür, dass sie ihren Partner nicht mehr liebt, oder, wie man früher schnell den Frauen vorwarf, ein Zeichen für ihre Frigidität, ihre Unfähigkeit zur Lust. Nein, dies besagt nur, dass das Sehen für die Frau nicht der Hauptzugangsweg in ihre Lust ist. Frauen brauchen Berührungen, meist zarte. Werden Frauen zu früh in ihrem Zentrum berührt, erstirbt die Lust in ihnen. Erst wenn Lust und Wonnegefühl in anderen Bereichen des Körpers geweckt wurden, *und dafür braucht es Zeit und Geduld*, erlebt die Frau auch Lust bei Berührungen im Genitalbereich – Ausnahmen bestätigen die Regel.

Natürlich ist es auch für Männer möglich, weniger durch Sehen als vermehrt durch Berührungen in ihre Lust einzusteigen. Doch fällt ihnen das oft schwerer, es ist nicht ihr Weg der ersten Wahl. Um nur durch Berührungen, ohne attraktive Bilder in die Lust einsteigen zu können, braucht es meist eine erhöhte Grundbereitschaft zur Lust. Dies gilt umgekehrt auch für die Frau. Sie kann allein durch das Betrachten eines „knackigen" Männerkörpers erregt werden, aber meist gehört auch bei ihr eine erhöhte Grundbereitschaft zur Lust dazu.

Aus dem Wissen um diese tendenzielle Verschiedenheit von Mann und Frau, gepaart mit der Neugier, noch mehr von der Besonderheit des anderen zu entdecken, lassen sich neue Wege der Lust entdecken, Lust und Wonnegefühl kreieren.

Der dritte Schritt geht noch weit darüber hinaus. In jedem von uns, egal ob Mann oder Frau, schlummern weibliche und männliche Anteile, die je nach Situation unser Verhalten prägen. Gelingt es uns, diese beiden Energien in unserem Inneren auszubalancieren und auch als Frauen unseren männlichen Anteil zu kennen und zu leben, ohne die weibliche Seite zu leugnen? Diese Suche nach der inneren Balance von weiblichen und männlichen Energien findet sich wieder in der asiatischen Lehre von Ying und Yang und ist auch Grundlage des „indianischen" (1) Wissens. Was können wir konkret darunter verstehen? Wenn wir Frauen lediglich unsere weibliche Seite leben, wenn wir stets empfänglich sind für die Sorgen und Nöte anderer, zuhören, Probleme wälzen, für andere da sind und sie umsorgen, sie nähren, so laufen wir Gefahr, uns vollständig zu verausgaben. Wenn wir als Frau nur unsere männliche Seite leben, so können wir sehr bestimmend und durchsetzungsfähig sein und machten nicht selten Karriere. Doch dann mit uns in Beziehung zu treten, ist für unsere Mitmenschen oft sehr schwierig, da uns vielleicht die Fähigkeit abhanden gekommen ist, einfühlsam, geduldig und verständnisvoll zu sein. Das gleiche Problem entsteht bei Männern, die nur ihre männliche Seite leben, zum Beispiel als Prototyp des Karrieristen. Aber auch mit den so genannten Softies, den Männern, die nur ihre weibliche Seite betonen, ist der Umgang nicht einfach. Sie können sich für andere verausgaben und dabei sich selbst verlieren. Durch solche Einseitigkeit verlieren Frauen wie Männer meistens ihre natürliche Attraktivität.

Dies sind sicherlich vereinfachte Schablonen und Muster, aber vielleicht kann ich den Gedanken von der weiblichen und männlichen Balance noch etwas stärker verdeutlichen: Denken Sie an eine gute Leitung oder Führerschaft, sei es in einem Betrieb oder einem Haushalt mit Kindern oder auch die Führung und Gestaltung unseres eigenen Lebens. Es braucht immer beide Energien, die weibliche und die männliche, um sowohl zuzuhören, sich einzulassen, nachzufragen, zu verstehen und kreativ nach Problemlösungen zu suchen, als auch im nächsten Moment die Energie zu wechseln, um eine klare Entscheidung zu fällen und diese nach außen konsequent durchzusetzen. Sowohl der Weg nach innen, als auch die nach außen gerichteten Energien sind wichtig. Wenn dann etwas nicht wie erwartet funktioniert, wiederholt sich der Prozess: Nun geht es darum, hinzuhorchen und zu schauen, was hat nicht klappt und warum nicht. Wir müssen dem nachgehen, ein neues Netz des Verstehens weben und uns fragen, was da alles mit hinein spielt. Es müssen neue Lösungswege kreiert werden, die unsere neuen Erkenntnisse berücksichtigen. Dann gilt es, wieder entscheidungsfreudig nach außen zu treten und die Veränderungen umzusetzen.

Die Stars in unseren Geschichten und Filmen haben all diese Eigenschaften. Der Mann, der träumen kann und Märchen erzählt, der einfühlsam ist und versteht. Der aber auch klare Entscheidungen treffen kann, der weiß, was er will und sich dafür mit aller Kraft einsetzt. Und wir sehen immer mehr

Frauen, die kämpfen können, mit Worten und mit Fäusten, die Kommissarinnen im Fernsehen, die Herz und Verstand haben, einfühlsam sind und ihre Kinder liebevoll umsorgen.

Diese Balance der weiblichen und männlichen Energie gilt es in jedem Moment neu zu finden. Welche Art der Energie braucht es in diesem Augenblick, für diese Situation? Und mit welchen Feinheiten will dies im Alltäglichen gelebt werden? Ich sehe darin eine der großen Herausforderungen für uns alle.

Sexualität – die Körpersprache der Lust

Das Wort „Sexualität" ist ein sehr abstrakter Begriff. Oft assoziieren wir mit ihm einfach Geschlechtsverkehr. Aber was bedeutet er wirklich? Sexus ist das Geschlecht. Sexualität bedeutet: das Geschlecht betreffend, seine Ausdrucks- und Erscheinungsformen, das Ausleben der Geschlechtlichkeit. Die Geschlechtsorgane dienen dazu, neues Leben zu zeugen und dabei Wonnegefühl und Lust zu erfahren. Diese Sehnsucht nach Wohlgefühl, Verbundenheit und Lust, nach orgiastischer Energie ist es, die uns dazu treibt, unsere Geschlechtlichkeit unsere „Sexualität" zu leben. Daher möchte ich mir die Freiheit nehmen, Sexualität als die Körpersprache der Lust zu übersetzten. So wird dieses Wort aus seiner abstrakten Nüchternheit befreit und die darin liegende Absicht verdeutlicht.

Sexualität ist die Körpersprache der Lust und da spielt vieles mit hinein. Zuhören in der Körpersprache heißt: Was kann ich spüren, wahrnehmen, genießen? Wie fühlt sich mein Körper bei Bewegungen im Wasser an? Gehen Sie hinaus in die Natur. Wie spüren Sie den Wind, wie fühlt sich Sonne auf der Haut an? Spüren Sie unter Ihren Füßen die Erde, die Sie immer trägt? Berühren Sie Pflanzen und Tiere. Wie fühlen sie sich an?

Es geht darum, unsere Sinne zu öffnen. Das, was da draußen an den Grenzen unseres Körpers stattfindet, in uns hineinzulassen, in uns zu spüren. Alle Aufmerksamkeit darauf zu lenken, sich dem ganz hinzugeben. Dies ist der Weg, um unsere Begrenzung und Isolation zu überwinden und Verbundenheit zu erfahren.

Sprechen in der Körpersprache heißt: mich über meinen Körper zum Ausdruck bringen, über meine Haltung, meine Ausstrahlung und Bewegung. Darüber zeigt mein Körper, wie ich mich fühle. Ich kann stolz sein, glücklich, in mich gekehrt, abweisend, distanziert, neugierig, verspielt … All dies spiegelt sich in der Haltung meines Körpers wider. Mit seinem Ausdruck berühre ich die Welt und hinterlasse meine Spuren. Damit beeinflusst meine äußere Haltung, wie mir andere begegnen und was mir passiert. Gleichzeitig beeinflusst meine innere Haltung auch meine äußere Ausstrahlung. Wenn ich mit der Einstellung durchs Leben gehe, hilfsbereit und stets gerne für andere da zu sein, so ist es, als hätte ich mir ein Schild auf den Rücken geklebt mit der Aufschrift: „Bitte benutzen" – so wie einen Fußabtreter. Jeder kommt und bittet mich um Hilfe. Dies sind die Menschen, die sich für andere krumm legen, doch sie selbst und ihre eigene Familie kommen dabei zu kurz. Wenn ich aber die Einstellung habe: Ich helfe gerne, passe jedoch auf, dass dabei weder ich noch meine Familie zu kurz kommen und unser Raum geschützt bleibt, so ist dies eine völlig andere Haltung und Ausstrahlung, die unsere Mitmenschen auch spüren. Ebenso kann man mit der Haltung durchs Leben gehen: Ich bin eine Königin und erwarte, bedient zu werden. Dies ist mir einmal im Urlaub begegnet, eine junge Frau mit einem 2jährigem Kind und der Ausstrahlung einer Königin. Sie brauchte nichts zu sagen, doch alle packten an, trugen ihre Taschen und den Kinderwagen in den Bus, sie jedoch bedankte sich noch nicht einmal.

Probieren Sie es aus! Verändern Sie Ihre Haltung und schauen Sie, was passiert, wie Ihre Umwelt darauf reagiert und wie dies wiederum auf Sie zurückwirkt. Am Anfang funktioniert dies allerdings besser außerhalb von Familie und Freundeskreis. Denn die Menschen in unserer vertrauten Umgebung schauen uns oft kaum an, sondern gehen von ihrem inneren bekannten Bild aus. (Deswegen bemerkt manchmal der Nachbar viel eher die neue Frisur als der eigene Ehemann.) Das macht Veränderungen im familiären Bereich so schwierig. Unsere Mitmenschen möchten gerne an den alten Mustern und Bildern von uns festhalten. Da braucht es Standfestigkeit in der neuen Rolle, in der neuen Art, wie wir uns verhalten.

Unser Körperbewusstsein als mitteleuropäische Frau und wie dies unsere Körpersprache der Lust beeinflusst

Stellen Sie sich vor, eine Frau geht an einem Schaufenster vorbei und sieht darin ihr Spiegelbild. Kennen Sie die Situation? Was denkt sie? Meist wohl etwas wie: O je, mein Bauch ist viel zu dick in dieser Hose (zieht den Bauch ein), und meine kräftigen Oberschenkel sieht man auch viel deutlicher, als ich dachte, und überhaupt … Der typische Blick einer Frau aus unserer Kultur fragt: Was ist mit mir nicht in Ordnung? Wo entspreche ich nicht der Idealfigur? Mit diesem Blick findet jede noch so attraktive Frau etwas an sich rumzumäkeln. Ich erinnere mich an einen Gesprächskreis mit 15jährigen, schlanken und wunderschönen jungen Frauen. Mindestens ein Drittel von ihnen ging nicht mehr ins Schwimmbad, weil sie sich ihrer Figur schamten und ihren scheinbaren „Makel" nicht zeigen wollten. Gegenseitig konnten sie das bei der jeweils anderen absolut nicht verstehen: „Aber du siehst doch gut aus!" Bis ein Mädchen meinte: „Claudia Schiffer findet ihre Füße absolut hässlich und mag sie nicht zeigen." „Ja, aber, die ist doch toll …", kam prompt die verwunderte Reaktion. Und dann begriffen einige: Wenn wir wollen, werden wir immer etwas an uns finden, was nicht gut genug ist. Und so laufen wir stets mit der Frage herum: Was muss ich verstecken oder einziehen, was darf ich nicht zeigen? Dieser Blick auf uns selbst verfolgt uns oft noch bis ins Bett: Mit diesem dicken Bauch nach dem Essen sehe ich unmöglich aus. So bin ich ja völlig unattraktiv für meinen Mann. Und was ist hiermit und damit (nächste zu kritisierende Stellen)? So drehen sich unsere Gedanken fast nur noch um uns selbst. Wir machen uns nieder. Das ist die beste Art, uns selbst Energien zu rauben. Aber sind wir damit offen für andere? Können wir überhaupt wahrnehmen, wer unser Gegenüber ist und wo er steht? Nein, denn wir sind nur noch mit uns selbst beschäftigt.

Und was für eine Ausstrahlung haben wir, was für eine Haltung nehmen wir ein? Wir denken: Ich bin unsicher, keiner mag mich, ich bin nicht in Ordnung, tröste mich, sag, dass du mich trotzdem liebst … Eine Ausstrahlung, die weit entfernt ist von Lebensfreude.

Wie sieht das in anderen Kulturen aus? Stellen Sie sich eine südafrikanische Frau vor. Ich habe Bilder von Umzügen und Demonstrationen im Kopf, bei denen diese Frauen nicht ruhig gehen können, nein, sie tanzen. Und viele dieser Frauen sind dick, alles schwabbelt an ihnen, aber sie tanzen und aus ihren Gesichtern und ihrer Körperhaltung spricht Lebenskraft, Lebensfreude und Lebenswille. Sie haben eine starke Ausstrahlung, sie ziehen die Aufmerksamkeit auf sich und reißen andere mit ihrer Anziehungskraft mit. Und – egal wie dick sie sind – sie sind erotisch, weil Lebenskraft und Lebensfreude aus ihnen sprechen. Können Sie sich diese Frauen und ihre Ausstrahlung vorstellen? Können Sie sehen, dass Ausstrahlung nichts mit einer Topfigur zu tun hat? Ganz im Gegenteil: Sie hat mit unserer Haltung zu tun und wie wir zu uns selbst stehen. Sie hat damit zu tun, ob wir bereit sind, uns uneingeschränkt zum Ausdruck zu bringen.

Lieben wir uns selbst?

Können wir uns so annehmen, wie wir sind? Akzeptieren wir uns mit unseren Fähigkeiten und Grenzen, mit unseren kleinen und großen Makeln? Können wir über uns selbst lachen, mit uns selbst Spaß am Leben haben, ohne alles so ernst zu nehmen? Schützen wir uns und unsere Grenzen? Sagen wir: „Stopp, bis hierher und nicht weiter!", weil wir es uns selbst wert sind? Wissen wir tief in uns und mit Sicherheit, dass wir einmalig, einzigartig und wichtig sind, oder zweifeln wir daran und brauchen darum ständig die Bestätigung von anderen, die uns nie reicht und satt macht? Nur wenn wir uns selbst lieben, sind wir satt. Dann können wir uns wirklich auf den anderen einlassen, schauen, wer er ist und was zwischen uns entsteht. Aber wenn wir uns selbst nicht lieben, hungern und dursten wir stets nach der Aufmerksamkeit anderer. Sie sollen uns sagen, dass wir toll und schön sind. Doch es wird uns nie genügen, denn der Zweifel bleibt in uns. Nur wir selbst können uns die Sicherheit einer Liebe ohne Wenn und Aber geben. Nur wir selbst sind der einzige verlässliche Partner in unserem Leben. Genauso wichtig ist auch unsere körperliche Selbstliebe, die

Freude am eigenen Körper und der eigenen Lust. Wir dürfen uns selbst Gutes tun, uns wohlfühlen und mit uns selbst Lust und erotische Gefühle erleben. Dies ist uns von der Natur geschenkt und im Vergleich zum Tierreich ein ganz besonderes und einmaliges Geschenk. Es macht uns unabhängig von äußeren Umständen, sowie von vorhandenen oder nicht vorhandenen Partnern. Wir haben damit Zugang zu einem Energiegewinn, den wir uns jederzeit schenken können. Und nur wenn wir uns, unseren Körper und unsere Lust gut kennen, ist es uns auch möglich, unseren Partnern zu sagen, was wir mögen und was sich vielleicht auch im Laufe der Zeit verändert hat.

Was macht sexuelle Energie mit uns?

Was ist eigentlich sexuelle Energie? Am ehesten verständlich wird dieser Begriff, wenn wir frisch Verliebte oder ein jugendliches Liebespärchen beobachten. Was passiert beim Verliebtsein? Vielleicht erinnern Sie sich noch, wie das war, dieses unbeschreibliche Kribbeln im Bauch, dieses Hochgefühl, ein Schweben wie auf Wolken. Wenn sich frisch Verliebte in einem größeren Raum mit vielen anderen Menschen begegnen, sich einfach nur anschauen, noch nicht einmal berühren, so spüren doch alle anderen das Knistern zwischen den beiden. Was passiert da? Wir sagen: Es hat gefunkt. Es ist, als wäre ein Netz zwischen allen Personen im Raum gespannt und als würde genau zwischen diesen beiden Verliebten eine gewaltige Ladung Strom fließen. Und wenn sich zwischen ihnen die Spannung immer höher schraubt und sich dann auch nur zwei Finger berühren ... Erinnern Sie sich? Wie hocherotisch eine solche Berührung sein kann, welch erstaunlichen Energieströme da fließen? Und was macht diese Energie mit uns? Ein Blick von dem Menschen, in den wir uns verliebt haben, und es kribbelt in unserem Bauch, Schauer laufen uns über den Rücken, wir gehen wie auf Wolken und träumen nur noch von ihm. Wir brauchen kaum Essen, nur noch wenig Schlaf und sind voller Energie. Unser Körper ist völlig verändert. Plötzlich interessieren wir uns für Fußball oder für Astronomie. Die früher so wichtigen Termine verlieren vollständig an Bedeutung, doch die Blumen, die wir geschenkt bekommen, bedeuten uns tausendmal mehr. Es ist eine Energie, die unsere Interessen, unsere Prioritäten, unser ganzes Ich verändert. Diese Energie macht es möglich, dass wir uns einem fremden Menschen völlig nackt zeigen. Wir sind bereit, ihm so nahe zu kommen, dass Teile von uns – unter anderem Samen und Eizelle – miteinander verschmelzen können. Es ist eine überaus erstaunliche Energie.

Auf der körperlichen Ebene drückt sich diese Energie in der Möglichkeit aus, dass eins plus eins drei ergibt, wider dem Gesetz der Mathematik. Zwei verschiedenartige Wesen, Mann und Frau, kommen zusammen. Sie bleiben in ihrem Körper, sie bleiben, was sie sind und gleichzeitig entsteht etwas völlig Neues – ein neuer Körper. Dies ist ein unbegreifliches Wunder und Mysterium. Und ebenso können Mann und Frau durch das Zusammenkommen in der Körpersprache der Lust, durch Blicke, Berührungen und Worte einen enormen Energiegewinn erfahren. Es ist ein Auftanken mit Lebenskraft und Lebenslust. Aber auch auf der geistigen Ebene spiegelt sich die sexuelle Energie wider, und das nicht nur zwischen Sexualpartnern sondern auch zwischen befreundeten Menschen und anderen, die uns begegnen. Wir sind in der Lage, unserem Gegenüber im Gespräch so zu begegnen und mit ihm zusammenzufinden, dass daraus für alle Beteiligten ein Kraftgewinn erwächst. Auf diese Weise entstehen neue Projekte und Ideen, neue Lösungen, auf die keiner allein gekommen wäre. Zwei oder mehr Köpfe tun sich zusammen und was daraus entsteht, wächst weit über ihre eigentlichen Möglichkeiten hinaus. Wenn wir den Begriff der sexuellen Energie erweitern wollen, so können wir darunter auch sämtliche verschmelzende Energie verstehen, aus der ein Zugewinn, ein Energiegewinn, etwas Neues hervorgeht.

Mit all dem bisher Gesagten und zusammen mit dem folgenden Frageteil hoffe ich, Ihnen eine Ahnung vermitteln zu können, wie viel in unser Lusterleben hineinspielt: Erwartungen und Ängste, unsere Sensibilität und unser freier Ausdruck, gegenseitige Wertschätzung, Verbundenheit miteinander und Vertrauen, sowie Wissen über Unterschiede zwischen Mann und Frau. Und nicht zuletzt unsere innere Aufmerksamkeit beim Liebesspiel, die sich weit mehr auf unseren Körper als auf unseren Kopf konzentrieren sollte.

Fragen, die viele Frauen beschäftigen

In diesem Teil möchte ich auf typische Fragen eingehen, die mir in der gynäkologischen Praxis, in Gesprächen und vor allem auf meinen Vorträgen über Sexualität immer wieder begegnen.

Probleme mit einer trockenen Scheide – was kann ich tun?

Eine kurze Erklärung vorweg: Durch den Wegfall der Hormone Östrogen und Gestagen (nach operativer Entfernung, beziehungsweise Bestrahlung der Eierstöcke, oder nach Eintritt in die Wechseljahre) werden im Körper zirka drei Liter Wasser weniger eingelagert. Dieses Wasser fehlt vor allem in der Haut und in den Schleimhäuten, besonders aber im Genitalbereich. Dadurch werden die Schleimhäute im Genitalbereich oft trocken und sind weniger elastisch und dehnungsfähig. Diese Trockenheit kann von Frau zu Frau sehr unterschiedlich ausgeprägt sein. Bei manchen Frauen ist die Scheide so trocken und empfindlich, dass, wie schon erwähnt, bei der gynäkologischen Untersuchung allein durch die Berührung der Schleimhaut mit dem Wattetupfer eine kleine Blutung ausgelöst wird. Bei anderen Frauen erkennt man kaum einen Unterschied im Vergleich mit der Zeit vor den Wechseljahren. Außerdem: Es gibt Frauen, bei denen durch den Wegfall der Hormone auch die Schleimhäute der Augen extrem trocken werden. Ebenso kann der Schließmuskel der Harnröhre durch die fehlende Wassereinlagerung im Gewebe undicht werden, so dass manche Frauen beim Husten oder Niesen Urin verlieren. Es gibt viele Gründe für einen ungewollten Urinverlust, Hormonmangel ist nur einer davon. Um die Ursache deutlich zu erkennen und die richtigen Maßnahmen zu ergreifen, braucht es eine ärztliche Abklärung durch einen Gynäkologen und Urologen.

Was kann frau nun gegen eine trockene Scheide tun? Zum einen ist es möglich, durch Hormonsalbe oder Hormonzäpfchen die Dehnungsfähigkeit und Feuchtigkeit der Scheide wieder aufzubauen. Diese Präparate werden vom Frauenarzt verschrieben und entfalten ihre Hormonwirkung nur vor Ort und nicht im ganzen Körper. Es gibt aber Frauen, die aufgrund ihrer Krebserkrankung (zum Beispiel beim Brustkrebs oder Gebärmutterschleimhautkrebs) mit der Einnahme von Hormonen zurückhaltend sein sollten. Hier muss man den Einzelfall betrachten, um zu entscheiden, ob eine lokale Hormontherapie möglich ist. In der Regel haben Onkologen keine Bedenken, da die Hormonwirkung lokal begrenzt ist.

Ein weiteres gutes Hilfsmittel sind Gleitgels. In den letzen Jahren sind immer bessere Produkte auf den Markt gekommen. Gleitgels kann man in der Apotheke erhalten oder im Internet. Immer häufiger werden Läden, die Artikel für das Sexualleben verkaufen, von Frauen geführt und bieten damit eine angenehmere und wertfreie Atmosphäre. Auch hier oder über die entsprechende Internetseite, findet sich ein breites Spektrum an Gleitgels. Es gibt Gleitgels auf Wasser- oder Ölbasis sowie mit oder ohne Duftstoffe. Vorsicht bei Gleitgels auf Ölbasis und gleichzeitiger Benutzung von Kondomen, denn die Ölbasis zerstört die Latexschicht der Kondome und lässt sie undicht werden. Ebenso können einige Frauen auf die Duftstoffe im Genitalbereich sehr empfindlich mit Hautreizungen reagieren.

Gleitgel kann aber auch unabhängig von der Trockenheit der Scheide sowohl für den Mann als auch für die Frau zu einem völlig neuem Erleben der Sexualität führen. Den Rücken mit trockenen Fingern ohne Massageöl massiert zu bekommen ist nett. Eine Rückenmassage mit Massageöl dagegen Wohltat und Genuss, da durch das Massageöl ganze andere Berührungsmuster und Bewegungen durchgeführt werden können. Im Genitalbereich, wo wir noch viel feinfühliger sind, erleben wir diesen Unterschied zwischen Berührungen mit oder ohne Gleitgel, wobei das Gleitgel einem sehr feinen Massageöl entspricht, noch viel intensiver. Denn Berührungen können durch das Gleitgel sehr viel zarter erfolgen. Für den Mann ergibt sich ein völlig neues Erleben der Lust, wenn die Frau mit von Gleitgel befeuchteten Händen seinen Hoden und Penis berührt und unterschiedlichste Berührungsmuster vollzieht. Es ist erstaunlich, wie bestimmte Berührungen, die nur mit Hilfe des Gleitgels möglich sind, ganz eigene Lustgefühle hervorrufen. Dies ist nur annähernd vergleichbar mit den Empfindungen, die durch unterschiedliche Berührungsmuster bei einer Rückenmassage ausgelöst werden.

Ähnliches ist auch für die Frau möglich, wenn der Mann sie mit Gleitgel benetzten Fingern zart an den Schamlippen und im Scheideneingangsbereich streichelt. Auch hier lösen bestimmte Bewegungsmuster intensive Gefühlswelten aus. Je zarter desto lustvoller ist es oft für die Frau. Für die meisten Frauen ist es aber vor allem wichtig, am ganzen Körper berührt und gestreichelt zu werden, bevor sie ihre Körpermitte öffnen können. Das Berührungsmuster verläuft also von außen nach innen.

Die asiatischen Kulturen vergleichen den Genitalbereich der Frau mit einer Lotusblüte. Auch hier sind es erst die äußeren und sehr sensiblen Kelchblätter, die großen Schamlippen, die berührt werden möchten, Aufmerksamkeit erfahren wollen, um sich dann zu öffnen und den Zugang zu den inneren Kelchblättern, den kleinen Schamlippen, und zum eigentlichen Kelch freizugeben.

Strahlentherapie in der Scheide (Afterloading) – was ist zu beachten?

Haut und Schleimhäute sind besonders strahlenempfindlich, so dass durch eine Bestrahlung die Schleimhaut in der Scheide schnell angegriffen wird. Durch die Abheilungsvorgänge kann es dann zu Verklebungen der Scheidenwände kommen. Deswegen wird von Strahlentherapeuten oft empfohlen, nach der Strahlentherapie über mehrere Wochen Tampons mit Panthenolcreme (zum Beispiel Bepanthen) in die Scheide einzuführen. Die Creme hilft beim Abheilen und die Tampons verhindern das Verkleben und Zusammenwachsen der Scheidenwände. Auch noch nach Jahren kann eine bestrahlte Schleimhaut deutlich empfindlicher und leichter verletzbar sein. Mögliche Abheilungsprozesse laufen oft nur verzögert ab. Da die Probleme und Einschränkungen von Frau zu Frau sehr verschieden sein können, ist es wichtig, sich offen mit seinem/seiner Frauenarzt/-ärztin darüber zu unterhalten, um eine individuelle Lösung für die jeweilige Situation zu finden.

Die Scheide wurde operativ verkürzt – welche Bedeutung hat das?

Bei einigen Krebserkrankungen, wie zum Beispiel Gebärmutterhals- oder Gebärmutterschleimhautkrebs, muss je nach operativem Befund der obere Teil der Scheide zusätzlich entfernt werden. Nun ist es so, dass die Form der Scheide, also ihre Länge und ihre Breite, von Frau zu Frau sehr verschieden ist. Bei Frauen mit einer sowieso schon kurzen Scheide kann diese durch die Operation so verkürzt werden, dass sie das Glied des Mannes nicht mehr vollständig aufnimmt. In solch einem Fall kann die Frau ihre Scheide für das Glied des Mannes verlängern, indem sie mit ihren Händen eine Röhre formt und diese vor den Scheideneingang hält. Eine andere Möglichkeit ist, dass die Frau auf dem Mann liegt und so selbst steuern kann, wie tief sie seinen Penis in sich aufnimmt. Außerdem gibt es Stellungen, bei denen durch die Oberschenkel der Frau das Gefühl einer längeren Scheide vermittelt wird, zum Beispiel wenn beide auf der Seite liegen und der Mann von hinten seinen Penis in die Scheide einführt. Aber zum Glück ist bei vielen Frauen die Scheide von vornherein so lang, dass eine operative Verkürzung für sie und ihren Partner keine Bedeutung hat. Wenn frau unsicher ist, so kann sie selbst nachtasten und die Länge ihrer Scheide untersuchen oder mit ihrem / ihrer Frauenarzt / -ärztin ein Gespräch darüber führen. Vielleicht noch ein kleiner Hinweis zum Schluss: Beim Ausprobieren neuer Stellungen ist es wichtig, dass beide Partner dies mit Humor tun und darauf achten, dass sie sich damit wirklich wohl fühlen.

Lustlosigkeit in der Sexualität – eine Krise für die Partnerschaft? Eine Chance für Veränderungen?

In unser Erleben von Lust spielen ganz verschiedene Einflüsse hinein. Es gibt Menschen, die gerade unter Stress ein großes sexuelles Verlangen entwickeln. Andere ziehen sich bei Stress zurück, machen sozusagen nach außen die Schotten dicht und können sich auf niemand anderen einlassen. Gerade die Auseinandersetzung mit der Diagnose Krebs führt zu völlig unterschiedlichen Reaktionen. Bei manchen bäumen sich der Lebenswille und die Lust am Leben regelrecht auf. Die Angst, etwas zu verpassen, und die sexuelle

Lust sind deutlich gesteigert. Bei anderen ist ihr Leben derart auf den Kopf gestellt, dass sie sich selbst erst einmal neu sortieren und finden müssen. Ein Einlassen auf andere Menschen, geschweige denn auf sexuelle Lust, ist ihnen nicht möglich. Viele kennen so etwas auch im Rahmen anderer schwerer Erkrankungen oder Lebenssituationen, die Veränderung und Umorientierung erfordern. Dann können wir oft tage- oder wochenlang nur dasitzen und die Wand anstarren. Wir wollen uns aufraffen, etwas tun, und bleiben sitzen. Wir versuchen, ein Buch zu lesen und nach drei Sätzen fragen wir uns: Was stand da eigentlich? Ich bezeichne diese Zeiten als Phasen der Leere, in denen nach außen scheinbar nichts passiert. Im Inneren aber finden auf einer unbewussten Ebene tiefe Umbauvorgänge statt – vorausgesetzt ich lasse sie zu. Es ist, als wenn alle Kraft und Aufmerksamkeit nach innen gezogen wird. Aus eigener Erfahrung kenne ich solche Phasen, und wenn ich es auch zwischendurch kaum noch aushalten konnte, so bin ich doch verändert und gestärkt daraus hervorgegangen. Man kann aber auch während solcher Phasen in anhaltende Depressionen mit Gedankenkreisen und Handlungsunfähigkeit abrutschen. Dann braucht es die Hilfe eines kompetenten Gesprächspartners, meist eines Psychotherapeuten. Er hilft, die Gedanken zu ordnen. Mittlerweile hat sich die Forschung und Schulmedizin unter dem Stichwort „Fatique-Syndrom" mehr mit diesem Phänomen beschäftigt. Wenn eine solche Phase länger als drei bis sechs Monate nach Auftreten der Krankheit und entsprechenden Maßnahmen (Operation/Chemotherapie) anhält, halte ich es für sinnvoll, professionelle Unterstützung zu suchen. Bis dahin aber ist es eine normale Reaktion auf einen schweren körperlichen und psychischen Eingriff. Nicht nur der Körper, sondern auch Geist und Seele brauchen diese Zeit, um sich zu regenerieren, zu heilen, und neue Lebensperspektiven zu entwickeln.

Des Weiteren ist zu bedenken, dass sich unsere sexuelle Lust im Laufe des Lebens normalerweise auch ohne Krankheit verändert. Mit der Pubertät werden wir hineingeworfen in die Kraft der Begierde. Von heute auf morgen wird sie in uns wach und lässt uns Dinge tun, die für uns vor zwei Monaten noch unvorstellbar waren. Da waren Jungs noch blöde und ein Zungenkuss ekelig. Ich möchte behaupten, wenn die Begierde zu diesem Zeitpunkt nicht so stark wäre, würden wir uns nie auf das andere Geschlecht einlassen. Diese Begierde lässt uns innere Schranken überwinden, so dass wir bereit sind, uns einem fremden Menschen nackt zu zeigen und offen werden, die Kraft und Schönheit der Sexualität zu entdecken.

Mit zunehmendem Alter lässt die Begierde nach und auch später, in der Menopause, mit Wegfall der Hormone, bemerken einige Frauen ein zusätzliches Nachlassen ihres sexuellen Begehrens. Das heißt aber keineswegs, dass die sexuelle Lust nicht erneut entfacht werden kann. Ich möchte dies vergleichen mit den ersten Joggingversuchen im Frühjahr, oder wenn man nach längerer Pause wieder anfangen will zu malen, zu töpfern oder zu basteln. Bleiben wir beim Joggen: „Im letzten Jahr hat mir das Joggen Spaß gemacht und gut getan. Aber jetzt, nach der Winterpause, habe ich wirklich keine Lust. Ich sollte ja, und es wäre bestimmt nicht schlecht, aber …" Beim ersten Joggen spürt man die müden Knochen, alles ist zäh, tut weh und will nicht so recht. Am Anfang fragt man sich noch, warum man sich selbst so quält. Doch ab dem dritten Mal bringt es dann wieder Spaß.

Und so sehe ich es auch mit der Sexualität. Erst mit dem Tun kommt die Freude daran. Es ist aber wichtig zu wissen, dass wir Frauen gerade mit zunehmendem Alter mehr Zeit für das Vorspiel brauchen. Wie schon erwähnt, steigen Männer oft durch visuelle Anregungen in ihre Lust ein, während die Lust bei Frauen eher durch Berührungen geweckt wird. Die erogenen Zonen der Frau erstrecken sich tatsächlich vom Scheitel bis zur Sohle. Meist möchte das Lust- und Wonnegefühl bei der Frau erst im ganzen Körper geweckt werden, bevor sie sich im Zentrum ihres Körpers öffnet. Eine Frau darf übrigens auch gerne ihr Wohlgefühl zum Ausdruck bringen, sei es durch Räkeln oder Stöhnen oder wie auch immer. Oft bestärkt das den Partner in seinem Tun. Der Mann empfindet die Lust hauptsächlich in seinem Zentrum und möchte dort auch berührt werden. Während die Frau den Lustaufbau mehr von außen nach innen erlebt, geschieht dies beim Mann eher von innen nach außen. Lernen die Männer ihre Lust nicht nur im Zentrum, sondern vom Zentrum ausgehend im ganzen Körper zu erleben, so empfinden sie ihren Orgasmus oft intensiver und beglückender.

Des Weiteren gilt es zu lernen, Sexualität nicht nur mit Geschlechtsverkehr gleichzusetzen, sondern Sexualität als die Körpersprache der Lust zu begreifen. Und diese begleitet uns vom Mutterleib bis zum Tod und ist immer anders. Schon Ungeborene streicheln ihre Genitalien und werden wohl Vergnügen dabei erfahren. Auch kleine Kinder berühren und streicheln sich, wenn Windeln und das Eingreifen der Erwachsenen es nicht verhindern. In der Pubertät bekommen körperliche Berührungen durch die heranreifende Begierde noch einmal eine andere Qualität. Als junge Erwachsene lernen wir in Zweierbeziehungen unsere Rolle zu finden und die Balance zu leben zwischen Nähe, Vertrauen, sich füreinander öffnen, und gleichzeitig Abgrenzung, für sich stehen und seine Verschiedenartigkeit begreifen. In dieser Zeit erfahren wir, was uns sexuell Vergnügen bereitet und bauen unsere sexuellen Muster auf. Wenn wir dann eine Familie gründen und unter beruflichen Anforderungen stehen, greifen wir in solch stressgeplagten Zeiten gerne auf diese bewährten Muster zurück. Nun ist es möglich, dass – bedingt durch äußere oder innere Veränderungen – diese liebgewordenen Muster in der Sexualität von heute auf morgen nicht mehr funktionieren. Äußere Veränderungen, sowohl beim Mann, als auch bei der Frau, können Operationen sein, bestimmte Medikamente, veränderte Durchblutung oder Gefäßerkrankungen, Hormonmangel oder trockene Schleimhäute. Aber auch innere Veränderungen, die oft nicht erkennbar und greifbar sind, führen dazu, dass die gewohnten sexuellen Muster nicht mehr funktionieren. Sie lösen keine Lust mehr aus, kein Wonnegefühl im Körper, und der Orgasmus bleibt aus. Solche Zeiten der Veränderung sind schwierig und sehr herausfordernd. Zu gerne blicken wir melancholisch zurück und denken: Das war früher toll und so soll es wieder sein. Doch bei jedem neuen Versuch, das Alte wieder zu erwecken, scheitern wir und sind zutiefst deprimiert und frustriert. Die Herausforderung besteht darin, nicht zurückzuschauen und nicht an dem festzuhalten, was nicht mehr funktioniert. Stattdessen gilt es, nach vorn zu gehen, sich vom Alten zu lösen und Neues auszuprobieren, auszutesten, was funktioniert und was nicht funktioniert. Um diesen Schritt zu gehen, braucht es das Vertrauen, dass das Neue mindestens genauso schön wird wie das Alte, und dass auf diesem Weg neue Welten der Lust zu entdecken und zu erobern sind.

Die Sexualität ist aber auch ein Spiegel der Seele und weist uns auf unterschiedliche Bereiche in unserem Leben hin, in denen es etwas zu lernen oder zu verändern gilt. Ich habe das selbst erfahren dürfen: Über Jahre hinweg hatte ich stets Zugang zu meiner Sexualität und zu meinem Orgasmus. Ich durfte sogar Momente erleben, die der Ekstase sehr nahe kamen. Doch plötzlich, ohne eine äußere Veränderung, war es schlagartig vorbei. Über mehrere Monate erlebte ich noch nicht einmal einen zarten Orgasmus. Was war falsch? Ich war verzweifelt und wollte nur noch zurück. Erst als ich mich darauf besann, dass meine Sexualität ein Spiegel meiner Seele ist, konnte ich erkennen, was es für mich in meinem Leben und zu diesem Zeitpunkt zu lernen galt. In diesem speziellen Fall ging es ums Manipulieren, etwas erzwingen wollen, und das betraf nicht nur meine Sexualität, sondern hatte Bedeutung für alle Bereiche meines Lebens. Dieses Manipulieren, dieses Erzwingen wollen, loszulassen, bedeutete für mich, eine völlig neue Art und Weise des Öffnens und der Hingabe zu erlernen. Danach erfuhr ich, dass es für mich noch völlig unbekannte Arten des sexuellen Erlebens gibt, die mit dem bisher Bekannten nicht vergleichbar waren.

Und so stehen immer wieder Veränderungen in unserem Leben an, die wir möglicherweise durch unsere Sexualität gespiegelt bekommen, die aber alle Bereiche unseres Lebens betreffen. Hier nun meine Empfehlungen auf dem Weg, die Lust in der Körpersprache zusammen mit Ihrem Partner neu zu entdecken:

Als Erstes möchte ich Sie bitten: Berücksichtigen Sie das bisher Gesagte und überprüfen Sie, ob es für Sie Bedeutung hat. Der nächste Schritt lautet: Machen Sie sich und Ihren Partner frei von Erwartungen, denken Sie nur an Verwöhnen und Genießen und weniger an Sex. Machen Sie sich vor allem frei von jeglichen Erwartungen wie: Ich will aber einen Orgasmus erleben. Oder: Ich muss meinem Partner einen Orgasmus verschaffen. Gönnen Sie sich diese besonderen Stunden in erwartungsfreier und entspannter Atmosphäre, wo sie sich gegenseitig verwöhnen, etwa mit Musik, Kerzenlicht, Wärme und Massageöl. Tun Sie einfach nur, was Ihnen Spaß macht und Ihnen gut tut und teilen Sie sich mit: „Hmm, das gefällt mir …, ist das schön …, ich liebe es an dir …, bitte, mehr hier und weniger da …" Sagen Sie, wenn Ihnen etwas zu viel wird, und gehen Sie zu dem zurück, was Ihnen Spaß gemacht hat. Lernen Sie, sich vollständig dem Genuss hinzugeben, einmal nichts beim anderen zu tun, sondern nur zu genießen und den Genuss zum Ausdruck zu bringen. Sprechen Sie aus, was Sie eventuell daran hindert zu genießen. Und dann wechseln Sie mit Ihrem Partner die Rolle. Beim Streicheln und Berühren des anderen, sagen Sie ihm, was Sie sehen und was Sie an ihm mögen, was seine Arme zum Beispiel für Sie bedeuten. Erfinden Sie Bilder und neue Worte, mit denen Sie sich verbinden können. Unsere Sprache ist gerade für den Genitalbereich entweder distanziert (medizinische Sprache), schambelegt (Schamhügel, Schamlippen) oder abwertend. Sie bringt aber nicht die Kraft und Schönheit der Lust und Sinnlichkeit zum Ausdruck, die wir damit erfahren können. Dafür müssen wir sie für uns neu erfinden oder den Worten zumindest eine neue Bedeutung geben.

Das Feuer der Begierde brennt nur im Unbekannten. So wie jedes Feuer neues Holz zum Brennen braucht, wird auch unsere Lust und Begierde vom Unbekannten genährt. Starre Muster langweilen uns mit der Zeit, sie geben uns zwar Sicherheit und Geborgenheit, aber das Feuer der Lust erstickt in der Gewohnheit. Kleine Veränderungen helfen oft schon, das Feuer wieder anzufachen. Es hilft, aus gewohnten Mustern auszubrechen und sich wieder neu zu sehen. Für die körperliche Liebe ist nicht nur am Abend im Schlafzimmer Raum und Zeit. Wie wäre es zu einer anderen Zeit, an einem anderen Ort? Nach dem Frühstück? Im Wohnzimmer? Manchmal tut auch ein Tapetenwechsel gut. Ein Wochenende wegfahren, sich verwohnen, Aufmerksamkeit füreinander haben und schauen, was sich daraus ohne Erwartungsdruck entwickelt.

Manchmal ist es aber so, dass alle äußeren Veränderungen nicht helfen, die innere Schranke zu überwinden. Wir sehen den Partner, seine Sehnsucht nach Nähe, seine Sehnsucht danach, Lust zu erleben, aber es ist wie eine Wand zwischen ihm und mir. Ja, ich würde auch gerne Lust erleben, aber es ist so weit weg. Ja, ich könnte es tun. Wenn ich neben ihm im Bett liege, könnte ich ihn einfach berühren, ihm Lust bereiten, aber es wäre mechanisch, mein Herz wäre nicht dabei. So kann ich es nicht tun, ich würde etwas in mir und in ihm zerstören. Wie kann ich diese Wand überwinden? Mein Weg, die Wand zu überwinden, führt über das Herz. Ich muss mich aufraffen, mir den inneren Anstoß geben, diesen Schritt auf ihn zu machen, seine Hand oder seine Schultern kurz berühren, ihm in die Augen schauen. Und dann entweder von mir erzählen, wo ich in Gedanken bin, wie es mir geht – aber ohne in mir zu versinken, sondern um mich nach außen zu wenden, mich zu öffnen und den anderen dabei zu sehen. Kann er mir folgen? Ist er bei mir?

Oder ich muss von vornherein nicht von mir erzählen, sondern ihn fragen, wo er steht, wie es ihm geht. Kann er dabei die Verbindung zu mir halten, oder versinkt er in sich selbst? Wie bekomme ich dann seine Aufmerksamkeit? Indem ich ihm tief in die Augen schaue? Etwas Unerwartetes sage oder frage? Indem ich ihn kurz berühre? Wie finden wir die Verbindung miteinander, so dass wir Aufmerksamkeit haben füreinander und nicht jeder nur mit sich selbst beschäftigt ist? Plötzlich erinnere ich mich, auf welche Art ich seine Aufmerksamkeit gewinnen kann. Bei jedem ist es etwas anderes, bei einem mit einer heißen Tasse Tee, ein anderer erwacht durch eine Massage der Schultern aus seiner Lethargie, der nächste, wenn ich meinen Kopf in seinen Schoß lege … Es gilt sich aufeinander einzuschwingen. Erst wenn wir miteinander im Einklang schwingen, wie in einem Musikstück, in dem sich die verschiedenen Instrumente harmonisch zu einer Melodie verflechten, findet unser Wesen seinen eigenen Ausdruck in der Körpersprache, dann erst drückt sich unser Herz über unseren Körper aus. Es ist nichts Mechanisches, sondern ein innerer Ausdruck, der nach außen fließt. Mal sind es unsichere, fragende Berührungen, mal ein Einkuscheln in den Körper des anderen auf der Suche nach Halt und Geborgenheit. Mal ist es ein Festhalten an einer Schulter. Nichts davon ist geplant. Es ist einfach der Ausdruck von dem, was in uns ist, das sich erst zeigt, indem wir handeln. Der andere antwortet mit seinem Körper, und manchmal auch mit Worten, wenn er nicht versteht. Gibt er Halt mit seinem Körper? Legt er den Arm um mich, als Ausdruck dafür, dass er mir Schutz und Geborgenheit geben möchte? Streicht er die Haare aus meinem Gesicht und schaut mich fragend an, um in meinen Augen mehr zu lesen? Drückt sein Körper eigene Wünsche und Bedürfnisse aus, sind sie im Einklang mit den meinigen?

Körpersprache ist wie ein sich stetig weiter entwickelndes Gespräch. Aus der Haltung des Eingekuscheltseins fühle ich mich plötzlich gestärkt, kann mich aufrichten, dem anderen in die Augen sehen, ihn neugierig ansehen. Plötzlich habe ich Lust auf Spiel und Spaß, Lust ihn zu necken, alles Schwere abzuschütteln. Ich schaue ihn an. Kann er sich darauf einlassen? Ist er bereit für eine Stimmungsänderung? Kann ich ihn necken, kitzeln, vielleicht mit ihm toben, ihn spielerisch beißen? Oder ist er woanders, noch in der Schwere gefangen, muss ich ihn dort erst mit zarter Hand hinausführen?

Dieses Gespräch über den Körper hat seine eigene Kraft. Worte können es ergänzen, aber nicht ersetzen. Dieses Gefühl, vom anderen in einer Umarmung gehalten zu werden und eingekuschelt zu sein, ist nicht durch Worte erzeugbar. Dieses Erlebnis durch den Körper zu erfahren, ist etwas, das sich tief in uns abspeichert. Haben wir in der Körpersprache aber immer die gleichen Muster, die Umarmung bei der Begrüßung, das abendliche Zusammensitzen vor dem Fernseher, so verkommt möglicherweise mit der Zeit ihre Bedeutung, so wie auch immer gleiche Wortwechsel mit der Zeit zu leeren Floskeln werden. Können wir in der Körpersprache aktuell sein? Können wir wirklich das, was jetzt in uns ist, zum Ausdruck bringen und beim anderen wahrnehmen, wo er steht, wie es ihm geht? Haben wir den Mut, die verschiedenen Gesichter unserer Seele ehrlich zu zeigen? Die selbstsichere Frau, der es Spaß macht, zu verführen. Die empfindliche, zarte, zerbrechliche Frau, die sich anlehnen möchte und Schutz sucht. Und es gibt noch so viele mehr. Wann steht welches Gesicht im Vordergrund und möchte sich zeigen, sich zum Ausdruck bringen? Erlauben wir uns, alle unsere Gesichter zu zeigen und zu leben?

Aber Körpersprache ist nicht nur Selbstausdruck, sie ist auch Kommunikation, ein Gespräch das sich zwischen zwei Menschen entwickelt. Dabei tue ich nichts und gebe nichts, was nicht wirklich von Herzen und mit innerem Wohlgefühl aus mir herauskommt. Auf dieser Grundlage ist es dann auch möglich, Wünsche des anderen zu erfüllen. Wenn er sich etwas Bestimmtes wünscht, womit ich mich nicht wohlfühle, so suche ich nach anderen Wegen. Wünscht er sich zum Beispiel Geschlechtsverkehr, aber ich kann im Moment niemanden in mich aufnehmen, brauche mehr Abstand, so könnte ich ihm zum Beispiel auch mit den Händen (und Gleitgel) Lust bereiten. Immer wieder geben und verschenken Frauen mehr, als ihnen gut tut. Sie möchten dem Partner Freude bereiten und nehmen dabei sogar Schmerzen in Kauf. Aber unser Körper merkt sich die Schmerzen. Ihm sind sie nicht egal. Er will keine Wiederholung. Und so reagiert er zum Beispiel mit Lustlosigkeit, möchte nicht berührt werden, es kommt zu wiederkehrenden Scheidenentzündungen und Ähnlichem. Schmerzen schwächen den Körper, Lust stärkt ihn. Seien Sie es sich selbst und Ihrer Beziehung wert, nach Wegen gemeinsamer Lust zu suchen. Anregungen für neue Wege und Erlebnisse in der Lust finden Sie auch in den Büchern von Lou Paget (siehe Literaturempfehlung Seite 93). Beim Geben ist es wichtig, sich bewusst zu machen, dass Berührungen sehr verschieden sein können. Wenn ich selbst gerade zarte, fließende Berührungen mag und mir diese gut tun, so kann mein Partner möglicherweise nichts damit anfangen. Er genießt eher kraftvolle, flächige Berührungen. Jemand anders liebt eher den Atemhauch auf seiner Haut, Berührungen zart wie der Wind. Es ist eine schöne Erfahrung gegenseitig am ganzen Körper unterschiedliche Berührungsarten auszuprobieren, um so herauszufinden, was einem wo am besten gefällt und sich über die Erfahrung mit seinem Partner auszutauschen.

Die Sprache als kraftvolles Instrument in Zeiten der Veränderung

Die Sprache ist ein sehr kraftvolles Instrument, wir können sie nutzen, um Missverständnisse aus dem Weg zu räumen, um zu verstehen, wertzuschätzen und anzuerkennen und immer wieder Verbundenheit aufzubauen. Sie ist die Brücke zwischen zwei völlig verschiedenen Menschen. Nutzen Sie diese Sprache, gerade in Zeiten der Veränderungen und der Umbrüche. Teilen Sie sich mit. Viele Missverständnisse entstehen, weil wir schweigen, nicht nachfragen, falsche Rückschlüsse ziehen, falsch interpretieren.

Auch unsere Partner sind oft verunsichert durch unsere Krankheit. Sie denken: Wie geht es ihr wohl? Ich möchte nichts falsch machen, sie nicht verletzen, sie nicht bedrängen. Und so kann es passieren, dass der Partner aus Vorsicht, Unsicherheit oder Rücksichtnahme sehr zurückhaltend mit seiner Frau umgeht. Die Frau aber nimmt wahr, dass etwas anders ist als vorher und fragt sich: Stimmt etwas nicht? Liebt er mich nicht mehr? Bin ich für ihn keine attraktive Frau mehr? Hat er etwa schon eine andere? All das geht ihr durch den Kopf. Und Sie kennen das: Bei der nächsten Gelegenheit entsteht aus dieser Unsicherheit und Anspannung heraus wegen irgendeiner unwichtigen Kleinigkeit eine heftige Auseinandersetzung.

Lernen wir, darüber zu reden, offen und in Form von Fragen.

Vermeiden wir es, unsere Befürchtungen und Interpretationen dem anderen entgegen zu werfen. Wenn wir in eine Vorwurfshaltung gehen und den anderen mit unseren Vorwürfen angreifen, kommen wir meist nicht weiter. Statt: „Du verhältst dich so komisch mir gegenüber, sag doch gleich, dass ich dir als Frau nichts mehr bedeute!", sollten wir lieber beschreiben, ohne zu werten, und die eigenen Gefühle dabei mitteilen: „Früher hast du mich, wenn ich nach Hause kam, ganz anders begrüßt, viel stürmischer. Ich empfinde dich als so zurückhaltend. Ich würde mir wünschen, dass du mich wieder so wie früher umarmst. Bin ich für dich noch eine attraktive Frau?" Die Grundlage, um solche Krisen zu meistern, sind Vertrauen und Ehrlichkeit. Und wenn der Partner vorerst noch Probleme hat, sich an die Brustentfernung bei seiner Partnerin zu gewöhnen, so muss er dies auch sagen können, ehrlich, aber mit Achtsamkeit. Viele Frauen haben ja selbst Probleme, sich mit einem veränderten Körperbild anzunehmen. Dies muss ich auch meinem Partner zugestehen. Meist ist es aber für die Partner ein viel kleineres Problem, als die meisten Frauen befürchten. Wenn wir lernen, offen über unsere Unsicherheiten, Ängste und Befürchtungen zu reden, schaffen wir damit die Grundlage, um Missverständnissen vorzubeugen und Lösungen zu finden – außer, wir wollen an unseren Unsicherheiten, Ängsten und Problemen festhalten. Nur indem wir das Problem anschauen und darüber reden, können wir Lösungswege entdecken.

Es gibt aber auch Partner, die sich wünschen, dass ihre Frau nach Hause kommt und alles wieder so ist, wie es früher war. Sie können nicht verstehen, dass sich etwas geändert hat. Es ist sehr schwer, diesem Menschen zu erklären, dass sich durch die Lebensbedrohlichkeit der Erkrankung die Bedeutung von allem verschoben hat, ja, erst einmal alles in Frage gestellt wird. Und es kann viel Mühe kosten, ihm klarzumachen, dass man Zeit braucht, um die Welt neu zu sortieren. In Anbetracht der Erkenntnis, dass mein Leben begrenzt ist, brauche ich diese Zeit, um zu ermessen, was wichtig und was unwichtig ist in meinem Leben. Letztlich gilt diese Begrenztheit des Lebens für alle Menschen, doch im Allgemeinen leugnen wir sie und gehen von unermesslich viel Zeit aus. Und ein bisschen können wir, wenn wir ehrlich mit uns sind, auch den Partner verstehen. Wir Menschen sind nun mal so, dass wir gerne auf Gewohntes zurückgreifen. Das, was gut war, kann doch so weitergehen – oder nicht? „Ich war zufrieden mit unserem Leben, also machen wir doch weiter wie bisher." Ändern wollen wir uns so wenig wie möglich, denn das ist anstrengend. Es hängt nun davon ab, in wieweit ein Mensch erfahren hat, dass in jeder Veränderung auch die Möglichkeit einer Verbesserung, eines Energiegewinns liegt. Je häufiger wir die Erfahrung gemacht haben, dass wir uns nach einer Veränderung kraftvoller und besser fühlen, dass etwas Schöneres und Größeres entstanden ist, desto eher sind wir bereit, die Anstrengungen des Veränderungsprozesses auf uns zu nehmen.

Die Erkenntnis des Partners, dass er ohne Veränderungen seinerseits alles verlieren kann, zwingt ihn oft zu dem ersten Schritt. Wenn er sich nicht auf die veränderte Lebenssituation seiner erkrankten Partnerin einlässt, gehen ihre Wege auseinander. Denn sie kann nicht mehr zurück, ohne sich zu verleugnen. Dieses zu erkennen, dass wir ohne Veränderung alles verlieren, fällt uns meist sehr schwer. Oft leugnen wir es solange, bis es zu spät ist. Lassen Sie es nicht soweit kommen. Denken Sie daran, dass jede Veränderung auch bedeutet, dass wir aus unserer uns selbst einschläfernden Routine herausgeworfen werden. In jeder Veränderung liegt ein Erwachen, ein Neuverstehen, ein Neuspüren. Ich möchte Sie ermuntern, sich darauf einzulassen, denn es gibt vieles dabei zu entdecken und zu gewinnen. Nutzen Sie dafür das kraftvolle Instrument der Sprache, um eine Brücke zwischen sich und anderen zu bauen, zwischen den verschiedenen Wahrnehmungen der Welt, um dabei Verstehen und Verbundenheit zu erfahren.

Natürlich gibt es aber auch Menschen, die durch diese Krankheit feststellen, dass sie mit ihrem Leben, so wie sie es gelebt haben, rundum zufrieden sind. Auch im Bewusstsein seiner Begrenztheit wollen sie nichts anders machen. Sie lebten und leben das, was ihnen wichtig ist. Für sie ergeben sich keine Veränderungen ihrer Prioritäten. Und so knüpfen sie nach der Krankheit an das an, was vorher war.

Auseinandersetzung mit einem veränderten Selbstbild

Für die meisten bedeutet eine Krebserkrankung etwas, womit sie nie für sich gerechnet haben. Es bricht in ihr Leben ein und stellt alles auf den Kopf. Viele Veränderungen gehen damit einher. Ob es der Verlust einer Brust ist, oder „nur" ihre Veränderung durch Operation und Bestrahlung. Ob es der Haarausfall durch die Chemotherapie ist oder die Tatsache, nie (wieder) ein Kind zu bekommen, da Eierstöcke und Gebärmutter entfernt werden mussten. Ob es ein Armödem als Folge der Operation ist, Gefühlsstörungen als Folge der Chemotherapie, oder ob die allgemeine Belastbarkeit erst mal reduziert ist. Einige Dinge können, müssen aber nicht auftreten, wie zum Beispiel ein Armödem oder Gefühlsstörungen. Andere, wie zum Beispiel die Tatsache nach der Gebärmutterentfernung nie (wieder) schwanger werden zu können, sind unvermeidbar. Wie wir mit diesen Veränderungen umgehen, ist ganz unterschiedlich. Bei einigen Veränderungen fällt es uns erstaunlich leicht, diese anzunehmen. So ist es für einige Frauen überhaupt kein Problem, eine Brust zu verlieren und, obwohl sie noch jung sind, auch ohne Brustprothese herumzulaufen. Für sie spielt die Brust in ihrem Selbstbildnis keine große Rolle. Für andere ist eine narbige Einziehung an der Brust oder eine Verkleinerung oder Verhärtung der Brust, die möglicherweise durch Bestrahlung entstehen kann, etwas, was sie schwer in ihrem Selbstbildnis trifft. Für einige sind kosmetische Operationen hilfreich. Für andere können auch gut durchgeführte kosmetische Operationen, selbst ein kosmetisch hervorragend gelungener Wiederaufbau der Brust aus körpereigenem Gewebe, wie zum Beispiel aus der Bauchdecke, nicht die innere Wunde heilen, die der Verlust der Brust ausgelöst hat. Ihnen geht es nicht um die Wiederherstellung der äußeren Form, sie suchen die Heilung des inneren Verlusts. Ich kenne Frauen, die nach einem solchen Wiederaufbau der Brust aus dem Gewebe der Bauchdecke weiterhin an dem inneren Verlust ihrer Brust leiden und sich zusätzlich in ihrer Körpermitte zerschnitten fühlen. Dem gegenüber steht eine große Anzahl Frauen, die sich mit dem Wiederaufbau der Brust aus körpereigenem Gewebe sehr wohl fühlen.

Mir geht es darum, betroffenen Frauen und Ärzten aufzuzeigen, dass der Umgang mit einer Veränderung, einem Verlust, etwas sehr Individuelles ist. Für jeden Menschen hat die Veränderung eine ganz spezielle Bedeutung. Abhängig von der Bedeutung ist der Weg der Heilung zu wählen. Konkret bedeutet das, dass nicht jeder Frau mit einer bestimmten Art des Wiederaufbaus der Brust geholfen werden kann. Zum Beispiel für Frau F. kann der Wiederaufbau der Brust mit Rekonstruktion der Brustwarze aus dem Gewebe der anderen Brustwarze ein größerer Verlust bedeuten, als das, was sie vorher erlitten hat, weil möglicherweise durch diesen Eingriff das ihr persönlich besonders wichtige lustvolle Empfinden an der gesunden Brustwarze anders ist als vorher. Für Frau X. dagegen hat das Lustempfinden an der Brustwarze keine so große Bedeutung, für sie ist das echte Aussehen der Brustwarze wichtiger.* Wichtig ist also, dass Ärzte die Patientinnen sehr genau darüber informieren, was bei diesem Eingriff passiert und mit welchen Folgen zu rechnen ist, damit die Patientinnen sich ein möglichst genaues Bild davon machen können, was dieser Eingriff für sie bedeutet, um entscheiden zu können, ob dies ihr Weg der Heilung ist.

Veränderungen in unser Selbstbildnis zu integrieren ist eine herausfordernde Aufgabe. Wie gesagt, manche Veränderungen stecken wir erstaunlich einfach weg, wo andere kritische nachfragen: „Hast du denn gar kein Problem damit?" Nein, es berührt nicht mein Selbstbildnis. Andere Dinge, wie zum Beispiel graue Haare nach der Chemotherapie, werfen mich dagegen völlig aus der Bahn, was Außenstehende für eine Kleinigkeiten halten. Manchmal erstaunt es uns selbst, dass uns diese scheinbar kleine Veränderung so zusetzt. Wir hatten selbst von uns angenommen, dass diese Veränderung keine Bedeutung für uns hätte. Wir dachten zum Beispiel, dass wir längst mit dem Kinderwunsch abgeschlossen hätten. Nun müssen wir im Spiegel der Ereignisse erkennen, dass dem nicht so ist. Von anderen dann zu hören oder sich selbst einzureden, dass das doch kein Problem sei, funktioniert nicht. Auch dies von uns zu weisen, einen Schuldigen im Außen zu suchen – Schuld an allem ist nur diese blöde Chemotherapie oder diese blöde Operation, eigentlich hat sich ja nichts verändert, ich bin noch ganz die Alte – funktioniert nicht wirklich. Die Chemotherapie, oder die Operation, ist ein Teil von mir, so wie auch Falten ein Teil von mir sind. Äußere Veränderungen, Prozesse sind eingetreten, mein Körper ist durch Veränderungen und Prozesse hindurchgegangen, nun muss ich durch innere Veränderungen und Prozesse gehen, um diese in mein inneres Bild von mir selbst zu integrieren. Leider führt keine Abkürzung außen herum. Durch innere Prozesse zu gehen, beinhaltet oft auch Trauerarbeit. Ich muss den Schmerz, der tief in mir zugedeckt und verborgen liegt über diese nicht gewollte Veränderung oder den Verlust zulassen und rauslassen. Dies kann geschehen durch Emotionen (Latein: e/ex = heraus; motio = Bewegung), wie den Schmerz herausweinen, die Wut herausheulen. Es kann geschehen, indem ich mich ausspreche, alles rauslasse, was da in mir aufgestaut liegt und mich belastet. Diese angestauten Gefühle können ihren Ausdruck, ihre Bewegung hinaus, aber auch durch

---

*Anmerkung: Brustwarzen kann man auch auf andere Weisen rekonstruieren.

Bilder finden, die ich male. Es gibt viele Möglichkeiten. Wichtig ist, dass sie einen Weg hinaus finden, einen Ausdruck, hinausfließen aus mir. Nicht, dass sie dadurch vollständig weg sind. Aber es wird leichter. Und es wird damit ein Weg der Verarbeitung in Gang gesetzt. Manche machen diesen Prozess mit sich alleine durch, andere mit Partnern und Freunden. In wieder anderen Situationen ist eine kurzfristige Unterstützung von außen durch Gesprächs-, Kunst- oder Tanztherapeuten sehr hilfreich.

Oft ist es so, dass indem ich diesen Schmerz zulasse und rauslasse, ein Prozess in Gang kommt. Plötzlich tauchen Erinnerungen auf oder Gedanken und mir wird die Bedeutung der Veränderung deutlich und auch das, wonach ich mich sehne. Plötzlich erinnere ich mich, wie mein Partner früher diese Brust gestreichelt hat und wie ich mich dadurch schön und geliebt gefühlt habe. Fühle ich mich nicht mehr schön? Was brauche ich, um mich wieder schön zu finden? Lange habe ich gespart und mir keine neuen Kleider mehr gekauft. Würde dies meinen Wunsch nach Schönsein heilen? Oder was ist es dann? Fühle ich mich nicht mehr so geliebt wie früher? Woran liegt das? Hatten wir am Anfang der Beziehung noch mehr Aufmerksamkeit füreinander, die mit der Routine verloren gegangen ist? Sehne ich mich danach zurück? Wie können wir wieder neu Aufmerksamkeit und Zuwendung füreinander entwickeln?

Das ist das, was passiert: Indem ich die Gefühle Schmerz, Trauer, Wut und andere herauslasse und dabei in mich hineinhorche und alles an Gedanken und tieferliegenden Gefühlen zulasse, kann ich erkennen, welche tieferliegenden Wünsche, Bedürfnisse, Sehnsüchte sich dahinter verbergen und was es braucht, um diese zu heilen – auch das spüren wir.

Oft haben wir eine eindeutige Sehnsucht, eine eindeutige Heilserwartung, die sich dahinter verbirgt. Alles wäre wieder gut, wenn mein Partner nur wieder genauso verliebt in mich wäre, wie am Anfang unserer Beziehung. Alles wäre wieder gut, wenn meine Brust nach der plastisch-chirurgischen Operation genauso aussieht wie vorher. Alles wäre gut, wenn ich wüsste, der Krebs würde nie wieder ausbrechen. Alles wäre gut, wenn mein Sohn sich mit mir versöhnen würde. Wir erwarten von anderen und vom Schicksal eine genau festgelegte Handlung. Es gibt nur diese eine Lösung und keine andere. Aber die anderen und das Schicksal lassen sich nicht so eindeutig festlegen. Auch die anderen brauchen die Freiheit in ihrer Entscheidung. Wenn wir unsere Sehnsüchte und Bedürfnisse spüren, ist es wichtig, dass wir nach verschiedenen Lösungen suchen, wie wir diese stillen können. Es ist, als hätten wir mitten im Winter Hunger auf Erdbeeren. Jetzt können wir uns wie ein kleines trotziges Kind benehmen und sagen: „Ich will aber unbedingt Erdbeeren." Oder wie ein ruhiger, weitsichtiger Erwachsener, der sich fragt: „Was kann ich alles tun, um im Winter Erdbeeren aufzutreiben oder was ist die Botschaft, die sich hinter meinem Appetit nach Erdbeeren verbirgt?" Steckt dahinter der Hunger auf etwas fruchtig Süßes? Was würde dem noch entsprechen? Würden Kiwis oder Orangen auch diesen Hunger stillen? Oder, wenn es doch möglichst Erdbeeren sein sollten: Was kann ich dafür tun, um sie zu finden? Gibt es sie eingefroren oder im Glas? Gibt es Spezialläden, die sie importieren? Im übertragenem Sinne: Wenn ich mir unsere Beziehung wieder wie am Anfang wünsche, was kann ich dafür tun, damit wir wieder neu zueinander finden? Oder was ist das größere Bild dessen, was ich suche? Suche ich Aufmerksamkeit und Verständnis? Kann ich das auch bei einer Freundin finden? Wenn ich um den Verlust meiner Arbeit trauere, kann ich mich fragen: Was war mir bei der Arbeit wichtig? Wo kann ich das noch finden und leben?

Ich möchte mit Ihnen dieses Thema auch noch mal im Zusammenhang mit dem Verlust einer Brust oder operativen Veränderungen an der Brust anschauen, wodurch die Schönheit der Brust – das Symbol der Weiblichkeit – Schaden genommen hat. Wie schon gesagt, hat dies für einige Frauen keine größere Bedeutung, für andere stellt sich dadurch ihre ganze Schönheit, ihre erotische Ausstrahlung, ihr Frausein in Frage. Einige finden Hilfe im Wiederaufbau der Brust mit körpereigenem oder körperfremden (Silikonprothese) Gewebe mit Rekonstruktion der Brustwarze. Für andere ist auch dies keine ausreichende Hilfe. Die Fragen, die dahinter stehen, sind: Was macht mein Frausein aus? Ist mein Frausein durch eine wohlgeformte Brust definiert? Was ist es noch? Wie kann ich mein Frausein noch leben? Oder welche ganz andere individuelle Bedeutung hat die Brust für mich, durch deren Verlust ein Teil meines Selbst bedroht ist? Die Brust ist in unserer Kultur der erlaubte Körperteil, den wir im Ausschnitt zeigen dürfen, um die Sinne anderer zu reizen und in anderen Menschen Lust zu wecken. Damit machen wir sie auf uns neugierig, laden sie ein, auf uns zu zu gehen und mit uns in Kontakt zu treten, in der Hoffnung auf mehr. Dies ist in unserer Gesellschaft anerkannt. In den letzten Jahren hat die Mode eine neue erotische Zone entdeckt, die wir, fast gesellschaftlich anerkannt, zeigen dürfen: die Bauchnabel-Zone. Seit Neuestem beginnt diese tiefer zu rutschen, in den Bereich unterhalb des Bauchnabels, knapp über der Schambehaarung. Indem wir diese Hautbereiche zeigen, fangen wir Blicke anderer ein und wecken in ihnen nicht selten die Sehnsucht, Lust zu erleben. Aber dies sind nicht die einzigen Körperbereiche, die Lust wecken können. Andere Moden haben dieses schon gezeigt. So kann ein Schlitz im Kleid einen sehr erotischen Einblick auf wohlgeformte Beine geben. Ein tiefausgeschnittener Rücken kann eine ähnliche Wirkung haben. Auch Füße oder Waden können eine solche Wirkung erzeugen, wenn frau sie entsprechend in Szene setzt, die Beine übereinander schlägt, mit den Füßen wippt oder eine andere Bewegung macht, je nach Geschmack und Charakter. Und damit sind wir wieder bei der Körperhaltung. Ich möchte Sie noch einmal an die südafrikanischen Frauen erinnern, deren Körperformen nicht unserem klassischen Konzept vom wohlgeformten erotischen Körper entsprechen. Trotzdem haben sie in ihrer Körperhaltung, in ihrem Ausdruck, eine solche Natürlichkeit und Lebensfreude, dass sie anziehend, attraktiv, mitreißend und lebenslustig wirken. Vielleicht hilft uns diese Sichtweise, andere erotische Körperteile an uns zu entdecken, diese auf neue Art zu präsentieren, mit der Haltung unseres Körpers zu experimentieren und uns so in neuem Licht zu sehen. Die weibliche Brust ist nur einer von vielen erotischen Bereichen unseres Körpers. Auch wenn sie auf Zeitschriften dominiert, müssen wir uns in unserem Selbstbildnis nicht darauf einengen lassen. Wir dürfen viele neue erotische Seiten an uns entdecken und diese zur Schau stellen, so wie es uns gefällt. In den Mythen heißt es, dass die Amazonenkriegerinnen nur eine Brust hatten, um besser mit Pfeil und Bogen schießen zu können. Vielleicht kann die Körperform mit nur einer weiblichen Brust nicht nur für Krankheit und Makel stehen, sondern auch für Kampfgeist, Lebenswille, Mut und Selbstbestimmtheit.

Warum gerade ICH?

Warum habe ich diese Krebserkrankung bekommen? Das ist sicherlich eine der häufigsten Fragen. Sie ist die Einladung, mich selbst zu zermartern: Was habe ich falsch gemacht? Was hätte ich in meinem vergangenen Leben anders machen sollen? Es ist der Blick zurück, auf die Dinge, die wir eh nicht mehr ändern können. Und nicht selten erwachsen daraus Schuldgefühle uns selbst und anderen gegenüber. Doch geht es uns am Ende solcher Gedankengänge besser? Nein. Wir fühlen uns ausgelutscht und kaputt, denn sie haben uns jede Menge Kraft abgezogen. Eine Patientin sagte einmal zu mir: „Die Frage lautet nicht warum, sondern: Wozu? Wozu habe ich diese Erkrankung bekommen, und was will sie mich lehren?" Dies ist ein Blick vom Jetzt in die Zukunft und nicht in die Vergangenheit. Jetzt habe ich alle Informationen und Lebenserfahrung, die ich brauche. Jetzt ist der richtige Zeitpunkt, um zu verstehen, was es für mich zu lernen und zu verändern gilt.

Was kann mich diese Krebserkrankung lehren?

Kein anderes Wort macht uns soviel Angst wie das Wort Krebs, und so ist der erste Lernschritt ein Schritt heraus aus der Angst. Obwohl mehr Frauen an Herz-Kreislauf-Erkrankungen als an Krebs sterben, ist das Wort Herzinfarkt weniger mit Angst besetzt als das Wort Krebs. Die so greifbar nahe Todesangst beim Herzinfarkt ist nach Überstehen der akuten Krise oft bald vergessen. Und das, obwohl das Risiko eines Reinfarktes mit möglicherweise tödlichem Ausgang nicht unerheblich ist. Bei der Diagnose Krebs leben wir meist ab sofort mit der immerwährenden Angst vor dem Tod im Nacken. Wir haben auf eine nicht zu ignorierende Art und Weise zu verstehen bekommen, dass unser Leben nicht unendlich ist, sondern begrenzt. Der normal sterbliche Mensch lebt, als hätte er bei Geburt eine Fahrkarte erhalten, auf der steht, er werde mindestens 80 Jahre alt. Und mit 17, da hat man noch Träume …, aber erst muss man einen Beruf erlernen und Geld verdienen. Dann wird eine Familie gegründet und dann kommen die Kinder. Aber wenn die Kinder erst aus dem Haus sind, dann werde ich endlich …, oder wenn ich in Rente bin, dann endlich … Und so verschieben wir unsere Wünsche, Sehnsüchte und

Träume in immer weitere Ferne. Und manchmal haben wir sie schon ganz vergessen. Doch jeder von uns kann jederzeit sterben, sei es durch Autounfall, Herzinfarkt oder auf andere Weise, aber wir ignorieren das. Die Diagnose Krebs gibt uns die Chance zu erkennen, dass wir nur hier und jetzt leben und dass es gilt, jetzt das zu tun, was uns im Leben wirklich wichtig ist. Und es ist gar nicht so einfach herauszufinden, was das eigentlich ist. Die Träume von früher sind vielleicht gar nicht mehr so relevant. Und doch gibt es tiefe Sehnsüchte und Wünsche, nur haben wir uns schon lange nicht mehr gefragt, was wir uns wünschen, wonach wir uns sehnen, weil wir ja doch keine Zeit dafür hatten. Es braucht Geduld mit sich selbst, um den eigenen Wünschen auf die Spur zu kommen. Es braucht ein In-sich-hineinhorchen. Wir müssen lernen, die Leere, die anfangs da ist, auszuhalten, bis sie sich mit neuen Wünschen und Träumen füllt. Oft hilft es, klein anzufangen: Was ist es, was mir in diesem Moment Freude und Vergnügen bringen würde, worauf ich <u>jetzt</u>, in diesem Augenblick, Lust hätte? Und wenn wir es erkannt haben, dann sollten wir das auch umsetzen.

Dazu passt eine Weisheit aus der indianischen Kultur (1): Tue erst das, was dich in deine Kraft bringt, und danach die Dinge, die dich Kraft kosten. Also zuerst das tun, worauf ich Lust habe, wonach ich mich sehne, und dann erst die Pflichten erledigen. Und sei es, noch die zehn Seiten im Buch lesen, bevor der Frühstückstisch abgeräumt werden muss. Dies hat zur Folge, dass wir zu allererst, und auch immer wieder zwischendurch, unsere Batterien aufladen, bevor wir die Dinge tun, die uns Kraft und Energie kosten.

Bei Krebserkrankungen geht es ja oft um Möglichkeiten zur Stärkung der Immunabwehr. Es gibt viele Mittel im Angebot und selten wissen wir, welches richtig für uns ist. Doch denken Sie an die banale Wahrscheinlichkeit, einen Schnupfen zu bekommen: Wenn Sie nicht in Ihrer Kraft sind und sich ausgepowert fühlen, dann kann ein Mensch in zehn Metern Entfernung husten und Sie stecken sich an. Wenn Sie sich aber in Ihrer Kraft fühlen, dann können alle um Sie herum niesen und husten, und es berührt Sie gar nicht. Sie können diese kranken Menschen versorgen und werden nicht krank. Auch in Hochstressphasen werden wir selten krank, aber danach umso heftiger.

Ich muss also wissen, was ich tun kann, um in meiner Kraft zu bleiben. Was tut mir von innen her gut – jetzt, in diesem Moment? Dem zu folgen und es in seinen Alltag einzubinden, ist die Herausforderung. Es geht oft leichter, als wir glauben. Die Wünsche und Anfragen, die von unserer Umwelt und von unseren Mitmenschen an uns herangetragen werden, müssen wir nicht sofort beantworten und erfüllen. Wir können in unserem inneren Strom bleiben und das, was uns wichtig ist und unseren eigenen Bedürfnissen entspricht, vollenden. Danach erst schauen wir nach dem richtigen Timing für die Wünsche und Anfragen von außen.

Wie hoch ist mein Risiko, erneut zu erkranken?

Man kann sich die Statistiken anschauen und herauslesen, dass bei dieser Krebsart und jenem Krankheitsstadium das Risiko für eine erneute Erkrankung soundso hoch ist. Doch diese Statistiken sagen rein gar nichts über den Einzelfall aus. Wir Ärzte kennen Patienten, bei denen wir dachten, hier ist der Krebs im Frühstadium erkannt, und dieser Mensch wird nie wieder etwas mit Krebs zu tun haben. Doch nach sechs Monaten ging die Krebserkrankung mit erstaunlicher Geschwindigkeit weiter. Bei einem anderen war der Krebs schon weit fortgeschritten, und wir dachten, dieser Mensch hat nur noch eine kurze Zeit zu leben. Doch die Krankheit zog sich über viele Jahre hin, und der Patient konnte noch einiges im Leben erfahren und genießen. Sie kennen alle die Geschichte, in der ein Arzt dem Patienten sagte, er habe nur noch drei Monate zu leben, und das war vor über einem Jahr. Dies alles zeigt, dass sich der Krankheitsverlauf für den einzelnen Menschen nicht vorhersagen lässt. Die Krankheit folgt keinem festen Gesetz, das mit Diagnosestellung festgelegt wird. Vielmehr sind Krankheit und Gesundheit ein Prozess, auf den wir Einfluss haben. Unser Körper ist in der Lage, sich selbst zu heilen, und eigentlich tut er dies die ganze Zeit. Ständig sind wir schädigenden Einflüssen ausgesetzt. Bakterien dringen in unseren Körper ein, mit der Nahrung nehmen wir Gifte auf, Sonnenstrahlen schädigen unsere Haut, Zellen werden durch Viren und Bakterien zerstört. Unser Körper entgiftet sich über Leber und Nieren. Was er nicht braucht, scheidet er aus über Urin und Kot. Er hat die Fähigkeit, Zellen und DNA zu reparieren und sich zu regenerieren. Ärzte können von außen mit Medikamenten und Operationen in den Körper eingreifen. Aber das alles wieder zusammenwachsen zu lassen und zur Heilung zu bringen, tut unser

Körper selbst. Es gilt, unser schwarz-weiß gemaltes Körperbild von „krank und falsch" zu korrigieren und die Kraft der Veränderung und Heilung, die in unserem Körper steckt, wahrzunehmen. Indem wir auf die Stimme unseres Körpers hören, auf seine Bedürfnisse achten und ihm seine innere Kraft zur Verfügung stellen, können wir ihn unterstützen und gleichzeitig erkennen, was wir lernen und verändern müssen.

Was kann ich, zusätzlich zur Schulmedizin, für meine Gesundheit tun?

Die Wirksamkeit schulmedizinischer Therapien bei Krebserkrankungen wird weltweit und in großen Studien immer wieder überprüft. Sie haben ihre besonderen Fähigkeiten, aber auch ihre Grenzen. Daneben gibt es andere Heilmethoden, die zum Teil auf einem anderen kulturellen Hintergrund mit entsprechend unterschiedlichem Verständnis des menschlichen Körpers und seiner Funktionsweise basieren. Auch sie haben zum Teil ihre Fähigkeiten und ganz sicher auch ihre Grenzen. Wichtig ist hier zu unterscheiden, ob es sich um Scharlatanerie handelt, die meist nichts anderes als Geldmacherei mit der Angst ist. Immer wieder tauchen Wundermittel auf, die für viel Geld versprechen, jeden Krebs zu heilen. Mit solchen Versprechungen muss man sehr vorsichtig sein. Meine Empfehlung, wenn Sie sich für eine der ergänzenden Therapien aus dem Gebiet der Naturheilkunde, der Chinesischen Medizin, der Homöopathie oder aus anderen Bereichen entscheiden: Prüfen Sie dabei Ihr inneres Gefühl, und bleiben Sie bei ein oder zwei Methoden. Die Gefahr ist sonst groß, dass Sie aus Unsicherheit und Angst nur noch von einem Therapeuten zum anderen rennen und dabei völlig vergessen zu leben!

Ich hoffe, Ihnen mit diesem Buch helfen zu können, die Krankheit als einen Lehrer anzunehmen, der Sie die Welt auf eine andere, neue Art begreifen lässt. Der Ihnen hilft, neue Prioritäten zu setzen und ganz im Jetzt zu leben. Der Sie ermuntert, Ihre persönliche Kraft, Ihre Fähigkeiten und Begabungen sowie die in Ihrem Wesen ruhende, ureigene Schönheit zum Ausdruck zu bringen. Tauchen Sie in den Fluss des Lebens ein, und erfahren Sie dabei Freude und Lust! Sie haben nichts zu verlieren.

Wechseljahre und ihre Beschwerden – eine zusätzliche Herausforderung als Begleiterscheinung der Krebstherapie

Wechseljahre treten natürlicherweise zwischen dem 45. und 55. Lebensjahr auf. Selten kommt es vor, dass sie natürlicherweise auch schon im Alter von 30 Jahren auftreten. Als Wechseljahre werden die Jahre des Umbruchs bezeichnet, in denen sich der Körper von einem Milieu mit den weiblichen Hormonen Östrogen und Gestagen auf ein Milieu (fast) ohne diese weiblichen Hormone umstellt. Die Ursache für den Wegfall der weiblichen Hormone liegt darin, dass die Eierstöcke zwischen 45 und 55 natürlicherweise ihre Funktion aufgeben und damit weder Eizellen noch Hormone produzieren. (In einer geringen Menge werden diese Hormone aber noch weiterhin in anderen Organen produziert, wie zum Beispiel in den Nebennieren, in Fettgewebe, Leber etc.) Dieses natürliche Erlöschen der Eierstocksfunktion kann plötzlich geschehen. Als Zeichen bleibt von heute auf morgen die Periode aus. Es kann sich aber auch als schleichender Prozess über Monate bis Jahre hinziehen. Dann kommt die Periode unregelmäßig in großen Abständen, und Wechseljahresbeschwerden können dann für einige Tage auftreten und wieder verschwinden.

Wie kann es im Rahmen der Krebstherapie zu Wechseljahresbeschwerden kommen?

1. Zum einen durch **operatives Entfernen** der Eierstöcke. *
2. Zum anderen durch **Bestrahlung im Becken**. Die Strahlen schädigen die Eierstöcke vorübergehend oder dauerhaft. Sind die Strahlenschäden nicht so groß, so ist der Körper in der Lage, diese Schäden zu reparieren. Die

---

*Anmerkung: Eine reine Gebärmutterentfernung bedeutet, dass die Regelblutung aufhört, die Eierstöcke aber weiter Hormone und Eizellen produzieren.

Eierstöcke nehmen nach einer Erholungsphase ihre Funktion wieder auf. In der Regel tritt dies innerhalb von zwei Jahren ein. Das heißt, vorübergehend bleibt die Periode aus, und es können Wechseljahresbeschwerden auftreten, dann normalisiert sich alles wieder, und die Regelblutung, so eine Gebärmutter vorhanden ist, stellt sich wieder ein.

Sind die Schäden zu groß, so tritt die Frau durch die Bestrahlung dauerhaft in die Wechseljahre ein.

Bei jungen Frauen versucht man mithilfe einer Operation, die Eierstöcke so im kleinen Becken zu befestigen, dass sie außerhalb des Strahlenfeldes liegen, um ihre Funktion zu erhalten.

3. Auch durch **Chemotherapie** kann es zu einer vorübergehenden oder dauerhaften Schädigung der Eierstöcke kommen, ähnlich wie bei der Bestrahlung. Ob es durch die Chemotherapie zu einer nur vorübergehenden oder dauerhaften Schädigung der Eierstöcke kommt, lässt sich nicht immer vorhersagen.

   Auch hier gilt, dass sich die Eierstöcke in der Regel innerhalb von zwei Jahren erholen. Ausnahmen bestätigen die Regel. Es gibt Frauen, bei denen die Chemotherapie die Funktion ihrer Eierstöcke überhaupt nicht beeinträchtigt. Sie haben auch unter Chemotherapie weiterhin regelmäßig ihre Blutungen. Andere Frauen reagieren mit ihren Eierstöcken sehr empfindlich auf die Chemotherapie.

   Neuerdings gibt es Überlegungen, die Eierstöcke während einer Chemotherapie zu schützen, indem ihre Funktion durch ein Medikament (GnRH-Analoga) stillgelegt wird. Es gibt Hinweise, dass die Eierstöcke, wenn sie sich in Ruhephase befinden, vor Angriffen durch die Chemotherapie besser geschützt sind, da die Chemotherapie hauptsächlich die Zellen angreift, die sich stark vermehren. Noch ist die Studienlage dazu nicht eindeutig [2, 3, 4].

4. „**Antihormonelle Therapien**" mit GnRH-Analoga, Tamoxifen oder Aromatasehemmer können auch Wechseljahresbeschwerden auslösen.

   Um deren Wirkungsweise mit ihren Vor- und Nachteilen etwas besser zu verstehen, möchte ich ein paar Grundlagen darlegen. Die Hormone Östrogen und Gestagen werden im Eierstock gebildet. Genauer gesagt wird das Östrogen im Randbereich des heranreifenden Eibläschens produziert (siehe Abb. 3 Seite 22). Das Eibläschen wächst auf knapp zwei Zentimeter heran, bis die Eizelle aus dem Eibläschen springt. Der Rest des Eibläschens formt sich um in den Gelbkörper. Dieser produziert nun nach dem Eisprung zusätzlich zum Östrogen noch das Gelbkörperhormon Progesteron (= Gestagen). Gesteuert wird dieser zyklische Prozess von der Hirnanhangsdrüse. Diese hängt als „Zipfel" des Gehirns nach unten, in der Mitte unseres Kopfes. Hier werden die Hormone GnRH, LH und FSH produziert, die die Hormonproduktion der Eierstöcke steuern.

Durch die Verbindung zwischen Hirnanhangsdrüse und dem übrigen Gehirn haben auch äußere Ereignisse Einfluss auf unser inneres hormonelles Milieu. So können Hunger oder Stress zum Beispiel unseren hormonellen Zyklus beeinflussen. Extreme Hungerphasen, in unserem kulturellen Bereich besonders bei magersüchtigen Frauen zu beobachten, lassen sogar die Hormonproduktion der Eierstöcke vollständig über Monate bis Jahre zum Erliegen kommen.

Was bewirken die Hormone Östrogen und Gestagen in unserem Körper?

Zuerst zu den Wirkungen, die allgemein bekannt sind. Östrogen und Gestagen sorgen für den Aufbau und sekretorischen Umbau der **Gebärmutterschleimhaut**. Beim Abfall der Hormone kommt es dann zum Abbluten der aufgebauten Schleimhaut, zur Regelblutung. Mit dem Wegfall der Hormone wird die Gebärmutterschleimhaut nicht mehr aufgebaut, die Periode bleibt aus. Gebärmutter und Eierstöcke schrumpfen.

Des Weiteren werden besonders durchs Östrogen zirka 3 bis 5 kg Wasser in **Haut, Unterhaut und Schleimhäute** eingelagert. Sie sorgen dafür, dass die Schleimhäute, besonders im Genitalbereich aber auch auf den Augen, im Mund, die Rachenschleimhaut und wohl auch die Gelenkschleimhaut gut feucht und dehnungsfähig ist. Ein Wegfall des Östrogens kann individuell unterschiedlich zu Trockenheit dieser Schleimhäute mit entsprechenden Beschwerden führen. Viele Frauen bemerken keinen großen Unterschied. Bei einigen Frauen ist der Unterschied stark ausgeprägt. Sie leiden zum Beispiel unter extrem empfindlicher Genitalschleimhaut, die bei Berührung schon blutet, oder unter trockenen Augen, trockenem Rachen oder Gelenkschmerzen. Die Schleimhaut des Harnröhrenschließmuskels kann durch mangelnde Wassereinlagerung undicht werden, einer von mehreren Gründen für unkontrollierten Urinverlust. Ein Wegfall des in der Haut eingelagerten Wassers lässt diese faltiger erscheinen. Und auch auf die **Haare** haben die Geschlechtshormone Einfluss. Dies wird unter anderem deutlich am Haarausfall im Wochenbett durch den Hormonabfall. Bei anderen verändert sich durch den Hormonwegfall die lockige Struktur der Haare. Bei einem Überschuss von männlichen Hormonen, der beim Übergang in die Wechseljahre auftreten kann, kann es zu Haarausfall, Damenbart und ähnlichen Erscheinungen kommen. *

Bekannt und viel diskutiert ist, im Zusammenhang mit der Osteoporoseprophylaxe, die Wirkung von Östrogen auf die **Knochen**. Osteoporose ist der Schwund der Knochenfestigkeit. Früher spielte das in unserer Gesellschaft nur eine untergeordnete Bedeutung, da die Lebenserwartung im Durchschnitt bei 70 Jahren lag. Doch heutzutage werden die Menschen immer älter. Unser Knochen ist mit zirka 30 Jahren am festesten. Danach lässt er stetig in seiner Festigkeit nach. Durch den Wegfall der Östrogene zwischen dem 45. und 55. Lebensjahr ist die Abnahme der Knochenfestigkeit etwas größer. Da viele von uns heute 80 oder 90 Jahre alt werden, steigt somit das Risiko für eine osteoporosebedingte Erkrankung. Zum Beispiel können die Wirbelkörper dem Druck der Traglast nicht mehr widerstehen und gehen von einer viereckigen in eine dreieckige (keilförmige) Form über. Es bildet sich ein Rundrücken, auch Witwenbuckel genannt. Dies verändert unsere Gleichgewichtslage im Körper, wir geraten eher ins Stolpern, dem Sturz hält der Oberschenkelknochen nicht stand und bricht. Dies sind Folgen der Osteoporose. Die Hormone, ihr Vorhandensein oder Wegfall, sind aber nur ein Einflussfaktor von vielen. Calciumreiche Ernährung und Sport fördern

---

*Anmerkung: Im menschlichen Körper können die weiblichen Hormone nur aus männlichen Hormonen gebildet werden, das heißt: Im Eierstock werden zuerst männliche Hormone produziert. Diese werden dann in weibliche Hormone (Östrogen) umgewandelt. Wenn in den Wechseljahren die Eierstockfunktion nachlässt, erfolgt die Umwandlung der männlichen Hormone in weibliche nur noch begrenzt. So entsteht ein Überschuss an männlichen Hormonen.

zum Beispiel die Knochenfestigkeit und beugen der Osteoporose vor. Auf der anderen Seite können genetische Faktoren das Risiko für Osteoporose erhöhen. Litten Großmutter oder Mutter an einer Osteoporose, so erhöht sich das persönliche Risiko. Während man daher bis vor kurzem die Hormoneinnahme nach den Wechseljahren über einen Zeitraum von 10 Jahren empfahl, so ist man jetzt davon zurückgetreten, wegen des möglicherweise erhöhten Krebsrisikos durch die Langzeithormoneinnahme. Es gibt auch andere, effektivere Medikamente, um eine beginnende Osteoporose zu behandeln, wie zum Beispiel Bisphosphonate.

Empfehlenswert ist es, sich zu Beginn der Wechseljahre ein Bild über das persönliche Osteoporoserisiko zu machen (Röntgenuntersuchung oder Ultraschallmessung, wobei beide Messverfahren nur Annäherungswerte ergeben und die verschiedenen Verfahren unter Medizinern kontrovers diskutiert werden), und dies nach ein bis zwei Jahren zu kontrollieren, um daraus die weitere Entwicklung abschätzen zu können. Durch Sport und eine calciumreiche Ernährung kann frau versuchen, positiven Einfluss auf die Knochenfestigkeit zu nehmen. Ob dies ausreichend ist, müssen Kontrollmessungen der Knochenfestigkeit (Osteodensiometrie) zeigen.

Des Weiteren haben Östrogen und Gestagen Einfluss auf unsere **Brust**. Am Ende der Regelblutung, wenn die weiblichen Hormone auf ihrem tiefsten Stand sind, ist unsere Brust am weichsten. Kurz vor der Periode ist die Brust, besonders im äußeren Bereich, oft sehr gespannt, und manchmal lässt sich das Brustdrüsengewebe als kleinknubbeliges, sehr festes Gewebe tasten. Darüber hinaus ändert sich die Brust Zeit unseres Lebens. So kann die Brust nach Schwangerschaften und Stillzeiten an Größe zu-, aber auch abnehmen (!). Die Veränderungen in Schwangerschaft und Stillzeit sind allgemein bekannt, so dass ich darauf nicht extra eingehen möchte. Aber auch unabhängig von Schwangerschaften kann die weibliche Brust ihre Form und Größe jederzeit ändern. Während frau jenseits der Wechseljahre in der Regel eine Verkleinerung der Brust beobachten kann, kommt es bei nicht wenigen Frauen <u>in</u> den Wechseljahren zu einer Größenzunahme der Brust.

Was sind Wechseljahresbeschwerden?

Das sind die Zeichen und Körperbeschwerden, die in der Umbruchsphase des Körpers *vorübergehend* auftreten *können*. Zu ihnen zählen Hitzewallungen und Schweißausbrüche, Stimmungsschwankungen und Schlafstörungen. Ein Drittel der Frauen geht durch die Wechseljahre, ohne dass diese Beschwerden auftreten. Ein Drittel hat leichte Beschwerden, wie Hitzewallungen und Schweißausbrüche, mit denen sie gut klarkommen. Ein Drittel der Frauen hat ausgeprägte Beschwerden, die ihre Lebensqualität enorm beeinträchtigen. So kann es zu häufigen **Hitzewallungen und Schweißausbrüchen** kommen, so dass jede Zugluft gleich eine Erkältung auslöst. Nachts muss frau sich mehrfach umziehen, weil alles durchgeschwitzt ist. An erholsamen Nachtschlaf ist da nicht zu denken. **Schlafstörungen**, die vielfältige Ursachen haben können (eine davon ist Hormonmangel), können das Ganze noch erschweren. Was sehr belastend sein kann, sind **Stimmungsschwankungen**. So kann es sein, dass bei jeder Gelegenheit schnell die Tränen fließen oder extreme Gereiztheit oder ausgeprägte Traurigkeit sich in der Frau ausbreiten. Für die Frau selbst und auch ihre Umgebung können daraus große Belastungen entstehen. Die Frau hat das Gefühl, keinen Einfluss auf ihre Gereiztheit, Aggressivität, Traurigkeit oder Empfindlichkeit zu haben. Sie leidet selber darunter, ist mit sich völlig unzufrieden, unausgeglichen und am Hadern. Die Menschen in ihrer Umgebung wissen nicht, wie sie mit ihr umzugehen haben. Es kommt zu Spannungen, manchmal zerbrechen daran sogar Beziehungen. Wie wichtig die Rolle der fehlenden Hormone als Ursache dieser emotionalen Unbalance ist, wird deutlich, wenn wir das Krankheitsbild des prämenstruellen Syndroms betrachten. Bei Frauen, die darunter leiden, führt allein der Hormonabfall vor der Periode zu diesen typischen Erscheinungen von Reizbarkeit, Aggressivität, Stimmungslabilität und Traurigkeit. In den Tagen vor der Periode darf die Milchflasche nicht am falschen Platz stehen, schon fährt frau aus der Haut. Alle wissen, es ist wieder so weit, die nächsten Tage darf man sie nur mit Samthandschuhen anfassen oder besser einen großen Bogen um sie machen. Sind die Tage rum, so ist es völlig egal, wo die Milchflasche steht. Frau ist völlig ausgeglichen, nichts bringt sie so schnell aus der Fassung. Dass solche Kleinigkeiten sie so schnell verärgern konnten, erscheint im Nachhinein völlig lächerlich. Bis es wieder zum Hormonabfall vor der Periode kommt. In solchen Situationen habe ich als Frauenärztin immer wieder gute Erfolge mit Frauenmanteltee.

Diese Stimmungsschwankungen können also ein großes Problem darstellen. Manchmal fühlt frau sich fast wie in der Pubertät. Auch damals fühlten wir uns motzig, aggressiv, unzufrieden, labil. Die Gefühle fuhren Achterbahn. Damals musste der Körper lernen, sich auf ein inneres Milieu mit Geschlechtshormonen einzustellen, nun gilt es wieder den umgekehrten Weg zu gehen. Und die Herausforderungen liegen in beiden Situationen – sowohl in der Pubertät als auch in den Wechseljahren – nicht nur in der Veränderung unseres inneren hormonellen Milieus. Viele äußere Veränderungen und Herausforderungen kommen hinzu. In der Pubertät fragen wir uns: Wer bin ich? Was ist mein Weg? Was ist meine Rolle als Frau? Wie gehe ich mit den Veränderungen meines Körpers um? Mag ich mich so? Wie will ich sein? Wie reagieren andere auf mich? Mit den Wechseljahren verlassen wir unsere Zeit als körperlich fruchtbare Frau. Wir müssen uns damit auseinandersetzen, dass wir nun keine Kinder mehr bekommen können. Haben wir unseren Kinderwunsch erfüllen können? Haben wir unsere Fruchtbarkeit und Mutterrolle so gelebt, wie wir uns das vorgestellt haben? Und wenn unsere Kinder aus dem Haus ziehen, was nicht selten mit den Wechseljahren zusammenfällt, so stellt sich die Frage: Was sind wir jenseits unserer Mutterrolle? Wir sind wieder zurückgeworfen auf uns selbst. Aus einer Familie wird wieder eine Zweierbeziehung. Kenne ich den Mann noch jenseits seiner Vaterrolle? Wie finden wir wieder zueinander?

Wir verlassen die Zeit der körperlich fruchtbaren Frau, die Zeit, in der wir leibliche Kinder auf die Welt bringen konnten. In meinem Verständnis ist dies aber nur die Vorbereitung für unsere größere Aufgabe. Kinder auf die Welt bringen und aufziehen, ist damit vergleichbar, dass wir in der Grundschule lernen, mit Äpfeln und Birnen zu rechnen. Über Äpfel und Birnen lernen wir die Welt der Mathematik kennen. Über das Konkrete tasten wir uns in den abstrakten Zahlenraum vor, lernen, wie wir uns in ganz anderen Dimensionen zu bewegen haben. Über das konkrete Kinderkriegen lernen wir, was es braucht, damit aus einem Wunsch oder einer Idee Wirklichkeit wird. Erst steht da ein Wunsch, ein Traum. Dann braucht es Anregungen von außen, das Zutun von außen (die männliche Energie), damit aus dieser Idee, diesem Traum eine Keimzelle wird. Mit dieser Idee, diesem Traum, dieser Keimzelle gehen wir schwanger. Es braucht viel Zeit und Geduld, damit sie wächst und gedeiht. Erst wenn alles ausgereift ist, wird es als konkretes Projekt auf die Welt, auf den Boden gebracht. Doch damit hört die Arbeit nicht auf. Damit dieses Projekt sich in der Welt behaupten kann, wächst und gedeiht, braucht es viel Aufmerksamkeit, Unterstützung und Fürsorge. Jetzt steht es auch unter fremdem Einfluss. Vieles entwickelt sich, wie auch bei tatsächlichen Kindern, nicht so, wie wir uns das mal vorgestellt und erträumt haben. Irgendwann verselbständigt sich ein solches Projekt und geht in die Hände von anderen über. In uns wird Raum frei für ein neues Projekt, einen neuen Traum, eine neue Aufgabe.

Mit den Wechseljahren stellt sich also die Frage: Was sind meine Fähigkeiten und Begabungen, meine Träume, die in die Welt hinaus wollen? Wie lebe ich meine Fruchtbarkeit und Kreativität auf einer höheren Ebene? Dies sind große Herausforderungen und Aufgaben. Nicht selten schrecken wir davor zurück und uns wird erst mal schwindelig. Nicht selten tut sich auch eine Leere auf, die nicht einfach auszuhalten ist. All diese Dinge und Fragen können uns zusätzlich zu dem Hormonwechsel aus dem inneren Gleichgewicht werfen. Wechseljahre sind selten nur ein körperlich-hormonelles Geschehen. Meistens berührt es alle Ebenen unseres Seins, nämlich Körper, Geist und Seele. **Und so stellt sich uns auch die Frage auf allen Ebenen: Was kann mich unterstützen, mein inneres Gleichgewicht wiederzufinden?**

Manchen Frauen helfen Spaziergänge in der Natur. In der Natur kann ich meine Gedanken und Gefühle frei laufen lassen. Da draußen in der Natur stellt niemand Erwartungen an mich. Dort kann ich weinen, wenn ich will, oder meine Wut herausschreien. Keiner fragt: Was ist los mit dir? Nur ich selbst kann mich das fragen, kann mir selbst auf die Spur kommen und fragen: Was liegt hinter dieser Wut, was macht mich wütend? Welcher Schmerz liegt hinter diesen Tränen und tritt mit ihnen hervor, so dass ich ihn deutlich erkennen kann? Wenn wir Wut, Schmerz, Tränen und andere Gefühle herauslassen, können wir tiefer sehen und erkennen, woher sie kommen. Statt uns zusammenzureißen, öffnen wir uns in der Natur und schauen in das stille Wasser unseres Selbst. Dann erkennen wir, was uns fehlt, was wir uns wünschen, was uns zu viel ist. Und wenn wir weitergehen, formen sich daraus Möglichkeiten der Veränderung, neue Wege.

Anderen helfen Gespräche mit Freunden. Ihr offenes Ohr hilft mir das auszusprechen, was mich bedrückt. Ihre Fragen helfen mir, tiefer zu blicken und mich nicht mit oberflächlichen Antworten zufrieden zu geben. Ihre offene, ehrliche, warme Art hilft mir, mich selbst mit meinen Unzulänglichkeiten anzunehmen. Ihre Fragen, wie es weitergehen soll, helfen mir, nicht in meinem Mist stecken zu bleiben und darin zu wühlen, sondern nach neuen Wegen hinaus zu schauen.

Der nächsten hilft Yoga, Tai-Chi, Qigong oder Tanzen und lässt sie über die Körpererfahrung ihre Mitte finden. In der Konzentration spüre ich die innere Ruhe. Das Kreisen der Gedanken ist unterbrochen. Ich spüre meine innere Kraft. Indem ich körperlich eine andere Haltung einnehme, verändert sich auch innerlich etwas in mir, nehme ich innerlich eine andere Haltung an. Beim Tanzen spüre ich meine festen Schritte oder auch meine Leichtfüßigkeit. Ich gewinne dabei ein anderes Bewusstsein von mir selbst, ein anderes Selbstbewusstsein. Ich kann das. Ich kann mich auch in einer Gruppe bewegen, Teil von ihr sein. Ich erfahre neue Perspektiven, ein neues Zutrauen zu mir selbst. Und so gäbe es noch einiges Andere zu nennen.

Neben diesen allgemeinen Hinweisen gibt es weitere Tipps gegen spezielle Beschwerden. Doch bevor ich auf diese eingehe, möchte ich Ihnen erklären, wie die einzelnen antihormonellen Therapien in den weiblichen Hormonhaushalt eingreifen.

Was passiert durch die Verabreichung von GnRH-Analoga (Zoladex)?

Dieses Medikament greift auf der Ebene der Hypophyse in den Hormonhaushalt ein. Die Hypophyse steuert die Hormonproduktion der Eierstöcke. Durch GnRH-Analoga wird zentral die Produktion der Hormone in den Eierstöcken gestoppt. Die Frau wird vorübergehend künstlich in die Wechseljahre geschickt. Nach Absetzen der Therapie nehmen die Eierstöcke in der Regel ohne Probleme die Hormonproduktion wieder auf.

Diese Therapie setzt man gerne bei jungen Frauen vor den Wechseljahren in der Brustkrebstherapie ein, wenn der Brustkrebs hormonempfindlich ist.

Zurzeit geht man davon aus, dass eine zweijährige Therapie ausreichend ist. Zwei Jahre ohne weibliche Hormonproduktion in den Eierstöcken (und damit als Zeichen ohne Regelblutung) zu sein, scheint den weiteren Krankheitsverlauf deutlich positiv zu beeinflussen. Ein Problem dabei sind Wechseljahresbeschwerden, die auftreten können, und das Nachlassen der Knochenfestigkeit (Zunahme des Risikos für eine spätere Osteoporose).

Was passiert bei der Einnahme von Tamoxifen?

Tamoxifen gilt als Antiöstrogen. Es ist in seiner chemischen Struktur ähnlich aufgebaut wie Östrogen. Je nachdem an welchem Organ es ansetzt, ist seine Wirkung unterschiedlich. An den Zellen der Brust hat Tamoxifen eine „antiöstrogene" Wirkung. Das heißt: Hier wirkt es entgegengesetzt zum Östrogen. Daher kann es das Wachstum von hormonabhängigen Brustkrebszellen stoppen und schützt vor einem Wiederauftreten des Brustkrebses. An Knochenzellen und Gebärmutterschleimhautzellen wirkt Tamoxifen *genauso* wie Östrogen. Damit schützt es vor Osteoporose, fördert aber den Aufbau der Gebärmutterschleimhaut. Letzteres geht mit einem minimal erhöhten Risiko für Gebärmutterschleimhautkrebs einher. Der Schutz vor einem erneut aufflammenden Brustkrebs ist aber um ein Vielfaches höher als das Risiko, an einem Gebärmutterschleimhautkrebs zu erkranken. Allgemein gilt die Empfehlung, mindestens einmal im Jahr per Ultraschall die Dicke der Gebärmutterschleimhaut zu prüfen. Häufiger findet man unter Tamoxifen ein Wachstum der Gebärmutterschleimhaut. In den meisten Fällen ergibt die daraufhin durchgeführte Gebärmutterspiegelung und Ausschabung einen harmlosen Befund. Zur Sicherheit müssen diese Untersuchungen aber durchgeführt werden, auch wenn meistens zum Glück nichts dabei herauskommt.

An der Schleimhaut des Genitalbereiches ist die Wirkung von Tamoxifen unterschiedlich. Nicht wenige Frauen nehmen unter Tamoxifen eine vermehrte Trockenheit wahr. Typische Wechseljahresbeschwerden wie Hitzewallungen und Schweißausbrüche, aber auch Stimmungsschwankungen können auftreten. Zum Teil auch bei Frauen, die die Wechseljahre natürlicherweise schon durchgemacht haben. Außerdem ist die Einnahme von Tamoxifen mit einem erhöhten Thromboserisiko verbunden. In der Regel gilt die Empfehlung, Tamoxifen über fünf Jahre einzunehmen. Bei einer Einnahme über fünf Jahre hinaus zeigten Studien keinen positiven Effekt. Bei jungen Frauen mit hormonabhängigem Brustkrebs vor den Wechseljahren werden zum Teil GnRH-Analoga mit Tamoxifen kombiniert.

Was passiert bei der Einnahme von Aromatasehemmern?

Aromatasehemmer verhindern generell die Östrogenherstellung im Körper, egal an welchem Ort, also sowohl im Eierstock als auch im Fettgewebe, in der Nebenniere und in anderen Körperbereichen. Auf diese Weise wird grundsätzlich die Östrogenbildung im Körper verhindert. Dies wird als Therapie bei hormonabhängigem Brustkrebs eingesetzt. Bei Frauen vor den Wechseljahren sollte dies mit GnRH-Analoga kombiniert werden, da sonst der Körper aufgrund des Mangels an Östrogen versucht, zentral von der Hypophyse her dem gegenzusteuern. Durch den vollständigen Östrogenentzug kann es auch bei Frauen, die schon die Wechseljahre durchgemacht haben, erneut zu Wechseljahresbeschwerden wie Hitzewallungen und Schweißausbruchen kommen. Darüber hinaus können Gelenk- und Muskelschmerzen, Haarausfall und Trockenheit der Scheide auftreten. Aromatasehemmer erhöhen das Risiko für eine Osteoporose.

Was kann frau bei Wechseljahresbeschwerden und Beschwerden durch den Wegfall der weiblichen Hormone tun?

Zunächst kommt es darauf an: Sind es einzelne Beschwerden, die sich lokal bessern lassen, wie zum Beispiel eine trockene Scheide, oder sind es viele unterschiedliche Beschwerden? Wie ausgeprägt sind diese Beschwerden? Steht eine Frau zum Beispiel unter extremem Leidensdruck durch Hitzewallungen und Stimmungslabilität und hat zugleich mit beruflichen oder familiären Herausforderungen zu kämpfen, so hätte ich die Tendenz, sie mit dem effektivsten Medikament zu behandeln. Dies sind zurzeit pharmazeutisch hergestellte Hormone. Nach 6 bis 12 Monaten würde ich zusammen mit der Patientin schauen, wie sich ihre berufliche und familiäre Situation entwickelt hat, welche weitere Unterstützung es braucht, und ob es möglich ist, auf die pharmazeutische Hormonsubstitution zu verzichten. Der Hintergrund ist die widersprüchliche Studienlage, die Hinweise enthält, dass die pharmazeutische Hormonsubstitution möglicherweise mit einem erhöhten (Brust-)Krebsrisiko und Herz-Kreislauf-Erkrankungen einhergeht. Zwar ist es so, dass die pharmazeutische Hormonsubstitution im Vergleich zu anderen Präparaten die beste Wirkung bei Wechseljahresbeschwerden zeigt, aber sie wirken nicht hundertprozentig. Immer wieder gibt es Frauen, die trotz hoher Dosierung weiter zum Beispiel unter Hitzewallungen leiden und so gut wie keine Verbesserung durch die Hormonsubstitution spüren.

Wie aber kann man Frauen helfen, die aus Angst vor Nebenwirkungen keine pharmazeutischen Hormonpräparate nehmen wollen oder die dieses aufgrund eines hormonabhängigen Krebsleidens nicht dürfen (zum Beispiel hormonabhängiger Brustkrebs oder Gebärmutterschleimhautkrebs)? Bei extremem Leidensdruck durch Wechseljahresbeschwerden und unter besonderer Berücksichtigung des Einzelfalles kann man in Absprache mit der Patientin auch mal auf pharmazeutische Hormone zurückgreifen. Doch dies ist eher die Ausnahme.

Welche Alternativen gibt es?

- Zum einen gibt es **pflanzliche Hormone**. Zu den pflanzlichen Hormonen zählen Soja, Salbei, Traubensilberkerze, Hopfen, Pontischer Rhabarber, Raute und Frauenmanteltee. Leider sind mir keine Studien bekannt, die etwas über die Langzeitwirkung dieser pflanzlichen Hormone auf Brust- oder Gebärmutterschleimhautkrebs aussagen könnten. Wir müssen uns dieses fehlenden Wissens bewusst sein. Zum anderen sind nach meinem Wissensstand Wechselwirkungen zwischen pflanzlichen Hormonen und zum Beispiel Tamoxifen oder Aromatasehemmern nicht untersucht.
  Pflanzliche Hormone können individuell verschieden zu deutlicher Linderung der Wechseljahresbeschwerden beitragen. Bei Frauen mit hormonabhängigem Tumor und bei antihormoneller Therapie ist Vorsicht geboten.

- Des Weiteren gibt es **homöopathische Präparate**, die bei Wechseljahresbeschwerden helfen. Auch hier gibt es sehr unterschiedliche Erfahrungen. Es gibt Frauen, die dadurch von ihren Beschwerden befreit waren, und andere, denen Homöopathie nicht geholfen hat. In der Homöopathie gibt es unterschiedliche Ansätze. In der klassischen Homöopathie nimmt sich der Homöopath zirka eine Stunde Zeit für das Erstgespräch. Er befragt die Patientin detailliert über ihre Beschwerden. Aufgrund dieser Befragung sucht er den passenden homöopathischen Stoff aus, der normalerweise diese Beschwerden auslösen würde. Indem dieser Stoff in extrem starker Verdünnung verabreicht wird, so die Hypothese, aktiviert er den Körper zur Selbstheilung.

Auf der anderen Seite besteht die Möglichkeit, homöopathische Mischpräparate zu verabreichen, die typischerweise bei Wechseljahresbeschwerden helfen. Aufgrund der starken Verdünnung sehe ich kein Problem für die Behandlung von Frauen mit hormonabhängiger Krebserkrankung oder Patienten unter antihormoneller Therapie mit homöopathischen Präparaten.

Konkrete Beispiele für pflanzliche Hormone

Salbei wird von einigen Naturheilkundlern als pflanzliches Östrogen angesehen. Salbei wird stark verdünnt als **Tee** getrunken: 1 Teelöffel auf 1 Tasse, 10 min. ziehen lassen. Dies auf 3 Tassen verdünnen und über den Tag verteilt trinken. Nie länger als 4 bis 6 Wochen durchgehend einnehmen, dann wieder 4 bis 6 Wochen Pause. Salbei enthält den giftigen Wirkstoff Thujon, deswegen die starke Verdünnung und die kurmäßige Verabreichung. Salbei hilft sehr gut beim Schwitzen.

Traubensilberkerze (Cimicifuga) ist ebenso ein pflanzliches Östrogen. Es hilft bei Hitzewallungen und Schweißausbrüchen, Schlafstörungen und Stimmungsschwankungen mit Reizbarkeit und depressiven Verstimmungen. Es liegen Untersuchungen (vgl. [5]) vor, die darauf hinweisen, dass Brustkrebszellen durch Traubensilberkerze in ihrem Wachstum eher blockiert als gefördert werden. (Dasselbe gilt für Pontischen Rhabarber, s. u.) Traubensilberkerze wird auch in der Homöopathie bei Wechseljahresbeschwerden eingesetzt.

Soja, ein pflanzliches Östrogen, soll das Risiko für Brustkrebs eher reduzieren. Dass Japanerinnen seltener an Brustkrebs erkranken als Mitteleuropäerinnen, wird unter anderem auf ihre sojareiche Ernährung zurückgeführt. Soja soll auch Wechseljahresbeschwerden lindern und den Knochen eher festigen. Neuere Studien [10] zeigten, dass Soja bei Brustkrebspatientinnen das Wachstum des Tumors eher fördert. Daher sollten Brustkrebspatientinnen Soja nur wenig in der Nahrung verwenden.

Pontischer Rhabarber hat eine starke östrogene Wirkung und ist deshalb als Phytoestrol verschreibungspflichtig. Pontischer Rhabarber wird unter anderem auch bei Wechseljahresbeschwerden mit gutem Erfolg eingesetzt. Auch hier ergaben sich in der gleichen Untersuchung (vgl. [5]) Hinweise, dass der Wirkstoff Rhaponticin das Wachstum von Brustkrebszellen eher hemmt.

Hopfen und Raute haben eine östrogenartige Wirkung, wirken stimmungsaufhellend und luststeigernd (bei Frauen!).

Frauenmantel gilt als pflanzliches Gestagen. Es wirkt zyklusregulierend und psychisch stabilisierend. Frauenmantel gilt als ein „Schutzmantel" für die Psyche der Frau.

Achtung: Pflanzliche Hormone entfalten ihre Wirkung oft erst nach zirka 2 bis 6 Wochen.

Therapie bei speziellen Beschwerden

Trockene Scheide, Schmerzen beim Geschlechtsverkehr
Eine Gynäkologin aus Hamburg (deren Name ich leider vergessen habe), sagte mal: Spätestens nach den Wechseljahren ist der Genitalbereich der Frau ihr zweites Gesicht, und braucht auf Grund der Trockenheit und Empfindlichkeit eine ähnliche Pflege.

Ein erhöhter Pflegebedarf kann zusätzlich entstehen durch Chemotherapie, antihormonelle Therapie oder Strahlentherapie im Vaginalbereich. Das bedeutet: Weglassen aller Seifen oder seifenähnlichen (auch pH-neutralen) Substanzen. Sie trocknen die Haut zusätzlich aus. Reinigung nur mit Wasser und Öl (wie den empfindlichen Babypopo).

Zusätzliche Pflege mit Öl oder Fett. Hier ist von Vaseline über Bepanthensalbe bis Olivenöl vieles möglich. Beachten sollten Sie, dass unsere Schleimhäute die Stoffe in den Körper aufnehmen. Daher verwende ich gerne natürliche Stoffe aus dem Nahrungsbereich, wie zum Beispiel Olivenöl.

Wenn die Haut von innen her trocken ist, fehlt ihr nicht nur Fett, sondern auch Wasser. Hier kann ein Sitzbad für 5-10 min helfen, die Haut mit Feuchtigkeit zu versorgen. Danach ist eine Fettpflege notwendig, damit die Haut das Wasser speichern kann.

Bei Neigung zu Hämorrhoiden ist es wichtig, das Sitzbad nur 3-5 Minuten und nicht zu heiß zu machen, und am Ende den Afterbereich kalt abzuduschen, damit sich die Hämorrhoiden wieder zusammenziehen.

Frauen ohne hormonabhängige Krebserkrankung können mit lokal wirkenden Hormonsalben und Hormonzäpfchen die Haut im äußeren Genitalbereich und in der Scheide pflegen, um sie so widerstandsfähiger und dehnungsfähiger zu machen. Oft kann sich dadurch auch wieder ein saures Scheidenmilieu bilden.

Bei Frauen mit hormonabhängigem Krebs ist dies problematisch. Zwar gehen einige Onkologen davon aus, dass in niedriger Dosierung (1 mal pro Woche) die Hormone nur lokal wirken und nicht ins Blut übergehen, und haben auch keine Einwände diese auch bei Frauen mit hormonabhängigem Tumor einzusetzen. Andere Onkologen stehen dem eher skeptisch gegenüber, und befürchten doch auch eine Wirkung im ganzen Körper. Hier können die Frauen zusätzlich zur oben genannten Fettpflege auch auf hormonfreie Mittel zum Ansäuern der Scheide zurückgreifen, die zusätzlich in der Scheide einen anhaltenden Feuchtigkeitsfilm bilden (z.B. Replens, Gynomunal).

Des Weiteren kann Gleitgel, vor dem Geschlechtsverkehr aufgetragen, sehr hilfreich sein. Wichtig ist es, mit seinem Partner über die Probleme zu reden (Schmerzen sind die stärksten Lustkiller), um so zum Beispiel auch für ein längeres Vorspiel zu sorgen. Erst wenn die Frau feucht genug ist, kann der Penis in die Scheide gleiten. Sollte trotz all dieser Tipps der Geschlechtsverkehr weiter schmerzhaft sein, gilt es, gemeinsam auf Entdeckungsreise zu gehen und nach neuen Wegen der Lust zu suchen. Lou Paget hält in ihren Büchern einige Anregungen dazu bereit (siehe Seite 93). Bauchtanz und Yoga sollen für eine bessere Durchblutung im kleinen Becken sorgen und können damit vielleicht einen kleinen Beitrag für eine etwas weniger empfindliche Scheide leisten.

Unkontrollierter Urinverlust
Hier können lokale Hormonsalben und Beckenbodengymnastik hilfreich sein. Die genaue Abklärung gehört aber vorher in die Hände eines Gynäkologen, am besten in Zusammenarbeit mit einem Urologen.

Trockene Augen
Hier sind befeuchtende Augentropfen hilfreich, manchmal braucht es auch östrogenhaltige Augentropfen.

Gelenkschmerzen
Cimicifuga als homöopathisches Mittel

Schlafstörungen
Muskelentspannung nach Jacobsen, autogenes Training oder Yoga können als Entspannungsverfahren sehr hilfreich sein. Einigen Frauen hilft es, am Abend einen Melissen-Baldriantee zu trinken. Wichtig ist es, sich über das Nicht-einschlafen-Können nicht aufzuregen, weil man dadurch noch wacher wird. Einige Frauen lesen nachts von drei bis halb vier ein Buch. Andere stehen auf und erledigen ihre Bügelwäsche. Das Problem der nächtlichen Schlafstörungen erscheint mir oft größer, als allgemein bekannt. Viele reden nicht darüber und haben sich mit dem Problem arrangiert.

Stimmungsschwankungen
Bei einigen Frauen wirkt Frauenmantel sehr stabilisierend. Auch die anderen pflanzlichen Östrogene zeigen zum Teil gute Wirkung. Johanniskraut als pflanzliches Antidepressivum ist bei leichten depressiven Verstimmungen sehr hilfreich. Bei Johanniskraut sollte aber beachtet werden, dass es ausgeprägte Wechselwirkungen mit vielen anderen Medikamenten hat. Bei Einnahme von anderen Medikamenten ist eine Einnahme von Johanniskraut unbedingt vorher mit dem Arzt abzusprechen!

Auch die Bachblütentherapie hat bei einigen Menschen erstaunliche Erfolge.

Wichtig ist mir aber zu betonen: Bei **anhaltender Traurigkeit** ist es notwendig, sich anderen Menschen anzuvertrauen und **ärztliche Hilfe** in Anspruch zu nehmen. Zunehmende Traurigkeit kann zu innerer Erstarrung führen als Zeichen einer Depression. In einer ausgeprägten Depression ist frau oft nicht mehr in der Lage, sich Hilfe und Unterstützung zu holen. Therapieren Sie nicht nur auf eigene Faust herum, sondern suchen Sie rechtzeitig einen Arzt auf, der Sie in dieser Zeit unterstützt und begleitet und eingreifen kann, wenn Sie sich in dieser Traurigkeit und Erstarrung nicht mehr selbst helfen können.

Hitzewallungen und Schweißausbrüche

Dies sind die häufigsten Wechseljahresbeschwerden. Hier helfen pflanzliche Hormone wie Salbei, Traubensilberkerze, Soja und Pontischer Rhabarber. Auch Kneippanwendungen und Kreislauftrainings sind für einige Frauen sehr hilfreich. Hitzewallungen und Schweißausbrüche werden durch bestimmte Nahrungsmittel, wie zum Beispiel Kaffee oder Schwarztee, und Stresssituationen gefördert. Doch nicht immer ist es möglich, diese zu meiden. Cool zu bleiben und sich nicht über die Hitzewallungen aufzuregen, kann zumindest helfen, dass diese nicht weiter eskalieren. Die betroffene Frau meint oft, jeder im Kreis merkt, was ihr passiert. Doch die meisten Umstehenden haben ihre Aufmerksamkeit ganz woanders. Es etwas entspannter zu sehen, kann da ein bisschen helfen.

Es gibt jedoch Frauen, denen helfen die angesprochenen Maßnahmen nicht und sie leiden sehr. Zur Abklärung von anhaltenden Hitzewallungen ist es dann auch wichtig, die Schilddrüsenfunktion zu überprüfen. Auch eine Überfunktion der Schilddrüse kann diese Symptome hervorrufen.

Als weitere Möglichkeit kann man das blutdrucksenkende Mittel Clonidin einsetzen, das als „Nebenwirkung" Hitzewallungen reduziert. Dies sollte aber mit dem Hausarzt abgesprochen sein. Des Weiteren hilft das Antidepressivum Venlafaxin bei ausgeprägten Hitzewallungen.

Leider gelingt es nicht immer, die Beschwerden völlig weg zu bekommen. Vielen Frauen ist aber schon geholfen, wenn sie deutlich gelindert sind.

All diese Therapievorschläge dienen als Anregung. Ich möchte Sie bitten, sich nicht zu scheuen, Ihre Probleme ausführlich mit Ihrem behandelnden Arzt zu besprechen. Er kann Ihre Probleme vor dem Hintergrund seines Fachwissens individuell einordnen. Therapiemöglichkeiten in der Krebstherapie unterliegen zudem laufenden Veränderungen, die berücksichtigt werden müssen. Das kann dieses Buch nicht leisten.

Wie Sie mit der Lektüre dieses Buches sicher gesehen haben, stehen Sie mit Ihren Problemen nicht allein. Trauen Sie sich und setzen Sie sich für Ihre Lebensqualität ein.

Nachwort

Einfluss von anderen Kulturen

Dieses Buch ist durch das „indianische Wissen" befruchtet worden. Wobei: Das „indianische Wissen" als solches gibt es natürlich nicht (siehe auch Quellennachweis), denn es existieren zirka 500 verschiedene indianische Nationen mit unterschiedlichen Traditionen. Das Wissen und die Lehren, auf die ich mich beziehe, stammen aus dem Wissensschatz der „Twisted Hairs" (übersetzt: geflochtenes Haar). Symbolisch gesehen steht dieser Name für das verwobene Wissen aus den unterschiedlichen indianischen Traditionen. Es ist ein jahrtausendealtes Wissen, das immer weiter entwickelt wurde. Zurzeit wird es vom Deer Tribe gehütet und von Lehrerinnen und Lehrern, die in der „Deer Tribe Metis Medicine Society" organisiert sind, weitergegeben. Allen, die heute diesen Wissensschatz hüten und weitergeben, und auch jenen, die ihn in der Vergangenheit gehütet und weitergegeben haben, möchte ich an dieser Stelle meinen tiefen Dank aussprechen. Dieser Dank gilt ebenso allen anderen Traditionen und Wegen des Wissens. Erst wenn wir das Wissen und die Sichtweisen aus allen verschiedenen Kulturen zusammenführen – und die Schulmedizin betrachte ich als einen Teil davon –, können sie sich gegenseitig befruchten und ihre ganze Kraft entfalten. Mögen wir im Umgang mit diesem Wissen den anderen Kulturen und ihrer eigenen Art zu sein die ihnen gebührende Achtung und Respekt schenken, weder sie noch ihren Wissensschatz ausbeuten.

Die Verpflichtung, Wissen zu prüfen, gilt sowohl für das Wissen anderer Kulturen, als auch für das Wissen in unserer Schulmedizin. Denn manches Wissen in der Schulmedizin ist gar nicht so objektiv und mit Studien abgesichert, wie es vorgibt zu sein. So wissen wir, dass in der Pharmaforschung unliebsame Ergebnisse gar nicht erst veröffentlicht werden, was leicht möglich ist, da die Pharmaforschung hauptsächlich in der Hand der Pharmaindustrie liegt [6, 7]. Aber es gibt Ansätze, dieses zu ändern [8]. Ein anderes Beispiel ist die Behandlung des Endometriumskarzinoms. Hier halten viele Operateure noch an alten Operationsmethoden fest, obwohl Studien seit längerem belegen (erste Hinweise gab es bereits 1980), dass es auch beim Endometriumskarzinom wichtig ist, umfassend die Lymphknoten mit zu entfernen [9].

Es sind oft Glaubensgrundsätze, die im Vordergrund stehen. Genauso gibt es Glaubensgrundsätze, dass jede neue schulmedizinische Methode besser als die alte ist. Ob eine neue Krebstherapie, wie zum Beispiel die kombinierte Strahlenchemotherapie beim Zervixkarzinom, der bisherigen Therapie überlegen ist, wird sich aber erst nach zirka zehn Jahren erweisen, wenn nämlich die Langzeitfolgen dieser Therapie absehbar sind. Vieles spricht für den Erfolg dieser neueren Therapie des Zervixkarzinoms, aber prüfen kann man es erst nach Langzeitbeobachtungen.

Bei der kritischen Auseinandersetzung mit den Heilmethoden aus anderen Kulturkreisen möchte ich uns Schulmediziner zu mehr Nüchternheit aufrufen. Werfen wir doch einen nüchternen, prüfenden Blick genauso auf uns selbst wie auf die anderen und machen wir uns bewusst, dass wir nur die Antworten bekommen, nach denen wir gefragt haben. In Studien haben wir nur begrenzt Möglichkeiten Fragen zu stellen. Also werden wir auch nur begrenzt Antworten erhalten. Wonach wir nicht fragen, darauf bekommen wir keine Antwort. Wie wir fragen, beeinflusst die Antwort. Die nüchternsten Wissenschaften, die Physik und Mathematik, haben uns gezeigt, dass es keine objektiven Antworten gibt, sondern diese immer von der Fragestellung abhängig sind. Wie viel mehr trifft dies auf das Fach der Humanmedizin zu, wo der Mensch - einschließlich seiner Emotionalität und Widersprüchlichkeit - im Mittelpunkt steht. Früher hielten wir weißhäutigen Menschen die Menschen aus anderen Kulturkreisen für weniger intelligent, weil sie bei „unseren" Intelligenztests schlechter abschnitten. Hätten Menschen aus anderen Kulturen jedoch ihre Fähigkeiten bei uns „Weißen" abgefragt, hätten wir wohl kläglich versagt, da wir Weißen nicht wissen, wie man außerhalb der Zivilisation, in der Wüste, im Dschungel oder selbst in europäischen Wäldern, überlebt. Da viele alte Traditionen auf mündlichen Überlieferungen aufbauen, hatten die darin geschulten Menschen eine enorme Fähigkeit, sich einmal Gehörtes wortgetreu zu merken und es auch nach Jahren exakt wiederzugeben. Würde diese Fähigkeit bei uns Weißen geprüft, die wir auf schriftliche Tradition bauen, wir würden kläglich versagen. Also sollten wir die Vielseitigkeit der verschiedenen Kulturen anerkennen und versuchen, sie wertzuschätzen und zu verstehen, auch in Bezug auf ihre unterschiedlichen medizinischen Heilmethoden. Dafür reicht es allerdings nicht, die für uns typische Meßlatte bei anderen Kulturen anzulegen.

In diesem Sinne wünsche ich uns weniger eine zerpflückende Auseinandersetzung, sondern eine sich gegenseitig befruchtende Zusammensetzung unseres Wissens.

Literatur- und Quellennachweis, Literaturempfehlungen

Quellennachweis

[1] Die mehrfach von mir als „indianisch" bezeichnete Quelle gibt es so nicht. Wir wissen von zirka 500 verschiedenen indianischen Nationen mit unterschiedlichen Traditionen. Das Wissen und die Lehren, auf die ich mich beziehe, stammen aus dem Wissensschatz der „Twisted Hairs" (übersetzt: geflochtenes Haar). Symbolisch gesehen steht dieser Name für das verwobene Wissen aus den unterschiedlichen indianischen Traditionen. Es ist ein jahrtausende altes Wissen, das immer weiter entwickelt wurde. Zurzeit wird es vom Deer Tribe gehütet und von Lehrerinnen und Lehrern, die in der „Deer Tribe Metis Medicine Society" organisiert sind, weitergegeben. [Internetadresse: www.dtmms.org]

[2] G. Emons, W. Michelmann, C. Gründker, B. Hinney: Pathopysiologie der induzierten sekundären Amenorrhöe nach Chemotherapie. Gynäkologe 2004, 37 Suppl.1: 23-26

[3] V. Mattle, L. Wildt: Ovarialprotektion bei Chemotherapie maligner und nichtmaligner Erkrankungen. Gynäkologe 2004, 37 Suppl.1: 38-41

[4] Z. Blumenfeld, M.D., A. Eckmann, M.D.: Gonadotropin-Releasing Hormon Agonist. Gynäkologe 2004, 37 Suppl.1: 42-51

[5] Nesselhut T., Schelhase C., Dietrich R., Kuhn W.,(1993) Untersuchungen zur proliferativen Potenz von Phytopharmaka mit östrogenähnlicher Wirkung bei Mammakarzinomzellen. Archives of Gynecology and Obstetrics 1993; 254: 817-818

[6] *Pharmaforschung*: Herausgeber: D. von Herrath, W. Thiemme; Schriftleitung: D. von Herrath, W.-D. Ludwig, W. Oelkers, T. Schneider, J. Schuler, W. Thimme, Mitarbeiter: M. Döring, A. Michalsen: Wie die Pharmaindustrie das Gesundheitswesen beeinflusst. Arzneimittelbrief 2005, 39; Nr. 9: 65-66

[7] D. von Herrath, W. Thimme et al.: Erhöhte Sterblichkeit unter der Behandlung mit Salmeterol. Arzneimittelbrief 2005, 39, Nr. 11: 87

[8] Klaus Schmidt: Klinische Studien lohnen sich für Vertragsärzte. Ärzteblatt Baden-Württemberg 2005, 10: 421-422

[9] V. Hanf, A.R. Günthert, T. Hawighorst, G. Emons: Endometriumkarzinom. Gynäkologe 2004, 37: 907-915

[10] S. Loibl, K. Schwedler, M. Kaufmann: Therapie von Hitzewallungen bei Mammakarzinom-Patientinnen. Frauenarzt 2006, 47 Nr.11: 1020-1026

Bücher, die ich Ihnen empfehlen möchte

In meinem hier vorliegenden Buch bin ich *nicht* auf die einzelnen Krebserkrankungen wie Gebärmutterhalskrebs, Eierstockskrebs und andere sowie deren spezielle Bedeutung für die Sexualität eingegangen, denn darüber haben schon andere in hervorragender Weise geschrieben. Das Buch von Zettl und Hartlapp, sowie die Informationsbroschüre des Krebsinformationsdienst KID in Heidelberg, gehen sehr differenziert auf die möglichen Nebenwirkungen ein, die bei der jeweiligen Krebstherapie entstehen können. Gerade S. Zettl und J. Hartlapp geben sehr ausführlich Auskunft über die verschiedenen körperlichen und psychologischen Behandlungsmöglichkeiten bei unterschiedlichen sexuellen Veränderungen.

- **Zettl S., Hartlapp J.: Krebs und Sexualität** – Ein Ratgeber für Krebspatienten (für krebserkrankte Frauen und für krebserkrankte Männer) und deren Partner, Weingärtner Verlag, Berlin 2002

- **Humbert K., Liebers A.: Krebspatientin und Sexualität** (eine Informationsbroschüre für Frauen und ihre Partner), Herausgeber: Krebsinformationsdienst KID des Deutschen Krebsforschungszentrums, Heidelberg 2001. Im Internet abrufbar unter: www. krebsinformation.de . Auf Anfrage wird diese Informationsbroschüre auch ausgedruckt und zugeschickt (Tel.: 06221-410121).

Zwei andere Bücher möchte ich Ihnen noch empfehlen, die sich mit der Körpersprache der Lust beschäftigen. Die Autorin, Lou Paget, hat für sich festgestellt, dass sie über die vielen Arten und Möglichkeiten, wie Mann und Frau Lust leben können, viel zu wenig weiß, und hat sich auf die Suche gemacht. In ihren Büchern hat sie ihre „Küchenrezepte" zusammengestellt, die sie in Gesprächen mit Frauen und Männern gesammelt hat. Was frau (oder man) aus Kartoffeln, Spinat oder Paprika machen kann, darüber gibt es Kochbücher voller Rezeptideen. Was wir mit unserem Körper anstellen können, um Lust und Genuss zu erleben, darüber schweigen wir uns aus und lassen uns nicht in den Kochtopf gucken. Lou Paget hat dieses Tabu gebrochen. Ihr Buch, das in einfühlsamer, lockerer und vor allem wertschätzender Art geschrieben ist, verstehe ich als Rezeptbuch, in dem ich nach Anregungen und Ideen suchen kann, um mir dann mein Gericht nach meinem Geschmack zusammen zu stellen. Viel Freude beim Stöbern!

- **Paget L.: Der perfekte Liebhaber** (Sextechniken, die sie verrückt machen), Goldmann Verlag, München 2001 [Ein Ideenbuch für Männer]

- **Paget L.: Die perfekte Liebhaberin** (Sextechniken, die ihn verrückt machen), Goldmann Verlag, München 2000 [Ein Ideenbuch für Frauen]